健康 Smile 86

健康Smile 86

健康Smile 86

健康Smile 86

胃酸疾病完整療癒聖經

從胃食道逆流、過敏到憂鬱、糖尿病、癌症……
竟都因胃酸不足所苦！

Why Stomach Acid Is Good For You

作者／強納森・V・萊特（Jonathan V. Wright）、蓮恩・萊納德（Lane Lenard）
譯者／余佳玲、張家瑞

健康smile.86

胃酸疾病完整療癒聖經
從胃食道逆流、過敏到憂鬱、糖尿病、癌症……竟都因胃酸不足所苦！

原書書名　Why Stomach Acid Is Good For You
原書作者　強納森・V・萊特（Jonathan V. Wright）、蓮恩・萊納德（Lane Lenard）
譯　　者　余佳玲、張家瑞
封面設計　柯俊仰
特約編輯　洪禎璐
主　　編　高煜婷
總 編 輯　林許文二

出　　版　柿子文化事業有限公司
地　　址　11677 臺北市羅斯福路五段 158 號 2 樓
業務專線　（02）89314903#15
讀者專線　（02）89314903#9
傳　　真　（02）29319207
郵撥帳號　19822651 柿子文化事業有限公司
投稿信箱　editor@persimmonbooks.com.tw
服務信箱　service@persimmonbooks.com.tw

業務行政　鄭淑娟、陳顯中

初版一刷　2018 年 2 月
二版一刷　2022 年 7 月
定　　價　新臺幣 399 元
I S B N　978-986-5496-90-6

Why Stomach Acid Is Good For You by Jonathan V. Wright
This edition Published by agreement with Rowman & Littlefield Publising Group through the Chinese Connection Agency, a division of The Yao Enterprises, LLC.

國家圖書館出版品預行編目 (CIP) 資料

胃酸疾病完整療癒聖經：從胃食道逆流、過敏到憂鬱、糖尿病、癌症……竟都因胃酸不足所苦！ / 強納森・V・萊特 (Jonathan V. Wright), 蓮恩・萊納德 (Lane Lenard) 著；余佳玲，張家瑞譯 . -- 二版 . -- 臺北市：柿子文化，2022.07
　面；　公分 . --（健康 Smile；86）
譯自：Why stomach acid is good for you : natural relief from heartburn, indigestion, reflux, and GERD

1.CST：食道逆流性疾病

415.516　　　　111009986

/推・薦・序/（依姓氏筆劃）

讓我這個內科醫生也獲得深切領悟

二〇〇七年十一月的某一天，我所搭乘的班機降落於西雅圖國際機場。當我提取行李、踏出機場大門時，迎面而來的是料峭刺骨的北國寒風。路上積雪未融、處處泥濘，襯著空曠的街景與暗灰的天空，怎麼看西雅圖都不是一個美麗宜人的城市。縱是如此，卻澆不熄我心中熱切盼望的情緒，因為這次從臺灣飛到這裡，是為了拜訪我心中仰慕的一位自然療法醫師，以及他所經營的泰奧馬（Tahoma）診所。他，正是本書的作者，鼎鼎大名的強納森・V・萊特醫師。

之所以興起拜訪萊特醫師的念頭，源自於讀過他所著作的《Dr. Wright's生命機密》，並因而啟發了我對自然療法的興趣。雖然這本書的寫作方式比較平實，沒有華麗的文藻與堆砌的援引論文，但是由一個個群醫束手、求救無門的病患、卻透過自然療法而終獲健康的案例，讓我得以窺探到現代西方醫學的盲點和人體自然療癒的奧祕。要說萊特醫師是我在自然醫學方面的啟蒙師，一點都不為過。

在與萊特醫師會面與共進晚餐的過程中，我親炙了大師（容我這樣讚譽）親切樸實的性格與精深廣博的知識。更重要的是，大師提及在早期從事自然療法時，遭受同儕訕笑、醫界詆毀，甚至診所被FBI包圍、勒令關閉等驚心動魄的往事。雖然最後由於其病患多人聯手寫信給執法單位陳情、且查證並無不法情事後，診所得以重新開放營業，但這一切經歷，足以讓缺乏膽識者卻步、信心不夠者膽寒。然而，萊特醫師一本初衷，堅持於自然醫學的道路，到得今日早已開花結果，業務蒸蒸日上，病患不僅限於美國本身，更有遠自海外千里迢迢的求診者。

在拜訪泰奧馬診所及其附屬藥局時，另一本由萊特博士撰寫、原文書名為「Why Stomach Acid Is Good For You」的書吸引了我的注意，當即買下準備日後研究。回國之後，花了一個星期好好拜讀，當時的心情——套句流行的話語——就是「揭開了我思想的封印」，讓我對於自然療法與人體自癒有了全新的體會。數年之後，在非常意外的情況下，竟然接到柿子文化的邀約為這本書的中文版撰寫推薦序。如此機緣巧合，能不為生命冥冥中的人事遇合感到驚異讚嘆？

當代西方醫學常被稱為對抗醫學（Allopathic medicine），簡單的說就是指採取針對疾病造成的結果直接予以對抗或矯正，包括使用藥物或手術切除等均是，例如以抗生素消滅病菌、用手術刀切除腫瘤、以藥物控制慢性病、以消炎藥壓制發炎、以人造血管代替栓塞的血管等。此治療法針對的是疾病的最後一哩路，因而顯得非常有效率，例如用血壓藥降低血壓、用降血糖藥物控制血糖、用他汀類（statins）藥物降膽固醇、用安眠藥幫助睡眠，以及用抑酸劑治療胃食道逆流等。

這樣抑制胃酸的治療法看似很有效率，卻存在一個十分嚴重的問題：對疾病的根源缺乏認知或漠視。以上述使用藥物來治療胃食道逆流來說好了，當今的標準治療法就是使用胃酸抑制劑（如H_2受體阻斷劑、氫離子幫浦阻斷劑等）來減少胃酸的分泌，希望藉此改善胃食道逆流的情況。這個治療最大的盲點是認定胃食道逆流是胃酸過多所導致（不只病患，許多醫師也都這麼認為），反正胃酸過多嘛，抗酸藥物的使用也就順理成章了。然而，事實卻是胃食道逆流和胃酸過多沒有絕對關係，而且誠如本書所揭露的，胃食道逆流和胃酸分泌不足的關係更密切。

這個顛覆眾人普遍認知的概念，引導出了完全不同的治療理念。試想，胃酸的分泌會隨著年齡的老化而減少，但年長者胃食道逆流的比例卻比起胃酸分泌旺盛的年輕人要高出許多；如果胃食道逆流是因為胃酸過多所導致，那麼胃食道逆流的高盛行率應該屬於年輕人，而非年長者。當然，光是這樣並不足以做出充分的解釋。胃酸不足與胃食道逆流的緊密關連，實際上要複雜得多。簡單的說，胃食道逆流的原因是因為錯誤飲食與不良的生活習慣，導致食道與胃交界處的下括約肌失去了正常收縮的功能，使得就算在低胃酸的狀況下，也會因為某些原因（例如吃完飯不久倒頭就睡、增加腹壓的運動、暴飲暴食等）而使胃酸逆流到食道裡。處理之道應該是去除造成下括約肌收縮異常的原因，而非殃及本已不足的胃酸分泌。這就像是（如萊特醫師所說的）鞋子裡跑進了磨腳的小石頭，不去把它拿掉，卻吃止痛藥治療疼痛一般的荒謬！

好吧！胃酸有什麼了不起，只要胃食道逆流會好，就算壓抑胃酸分泌又怎樣？有這個迷思不只是病人，連許多醫師也都墜入其中，不然也不會出現抑制胃酸藥物如此氾濫的社會現象。這個迷思導致的兩大問題是：一、只要停止服藥，症狀可能馬上又回來，因為只是治標而未能治本；二、胃酸不僅在幫助消化（尤其是蛋白質）上無比重要，還牽涉到許多重要營養素的吸收，包括鐵、鋅、鈣和鎂及維生素B_{12}。使用胃酸抑制劑對胃的作用就像是一種叫糜爛性胃炎（erosivegastritis）的胃疾，兩者都會使胃酸的分泌大大減少。糜爛性胃炎的病人因為無法吸收維生素B_{12}，可能導致神經炎、大腦退化，甚至是失智症。

胃酸不足對健康的影響遠不僅於此。胃酸不足可能導致或惡化消化不良、腸漏症、食物過敏（和胃酸不足互為因果）、自體免疫疾病（類風濕性關節炎、紅斑性狼瘡、發炎性大腸炎）、大腸激躁症和氣喘（尤其是兒童）等。其中最顛覆一般人想像的是，根據萊特醫師的研究，來泰奧馬診所就診的氣喘兒童中，約有八成者的胃酸分泌低於一般健康的兒童，在經過補充胃酸（加上胃蛋白酶）後，幾乎都能夠痊癒，而且中間完全不需要使用任何像是氣管擴張劑與類固醇等傳統的治療藥物。不僅氣喘症狀不再，由於消化與吸收的改善，這些兒童的活動與發育也都進步了不少。

在本書中，萊特醫師用深入淺出的說明與鮮活的例證（如與病患間的對話），讓讀者沉浸在一個個「喔，原來如此」的驚訝與理解當中。不僅讓大眾能對自身生理功能與自癒能力有更清楚的了解，就連像筆者這樣治療慢性病的內科醫生，也能從中獲得深切的領悟，並運用在疾病治療上而獲益良多。與萊特醫師會面之後，筆者後來又因緣際會進入弘光大學營養醫學研究所就讀，成為第一屆的畢業生，其後並將微營養素介入納入日常看診當中，使得服務內容更為完整與多元。

筆者近年來參加國內的醫學研討會，發現了一個有趣的現象。西醫常規醫療（如新的治療法、新的藥物等）雖然仍然是研討會的主題，但也開始出現了一些與營養相關的研究，可見醫界原本高築的壁壘也逐漸在消融之中。與此相對的，則是預防醫學、營養醫學與功能性醫學在臺灣的生根與茁壯。其中最令人矚目者，當屬筆者每年都與會、由臺灣營養醫學推廣協會所主辦的癌症與微營養素研討會。會中陸續發表的一系列嚴謹的細胞與動物研究，不僅證據確鑿、言之有物，更隱約透露出未來疾病治療與預防保健的先機。對於這個現象，民眾對健康知識的渴求與開放固然有推波助瀾之效，但最重要的應是——探索疾病的本源才是獲致健康的終極之道。畢竟，沒有人是因為缺乏了某個藥物而生病，但缺乏了營養素卻足以引爆一系列的疾病與殘缺——胃酸缺乏正是這個事實最佳的註腳與例證。

近年來，我常在演講後與現場聽眾互動，或是在網路直播的節目裡與現場來賓交流，深切體會民眾真正在意的，不是新的藥物究竟有多麼的神奇，而是如何藉由自然無害的方式獲得持續的健康。然而，網路訊息的紛亂、錯誤百出，或是基於商業利益而過度行銷，常常讓人戒慎恐懼、不知所以。現在，柿子文化出版這本書，雖說是數年前的舊作，但其中充盈的智慧、雋永的珠機，足可振聾發聵，讀來讓人欲罷不能。期許這本書能夠洛陽紙貴、蔚為風潮，出版社賺錢事小，充實民眾知識、不為錯誤資訊所惑，才是最最重要的事。身為萊特醫師的追隨者與營養醫學的推廣者，我當可說與有榮焉。故，樂為之序！

汪國麟　醫師

臺安醫院營養醫學整合治療總監、東華醫院醫療副院長、

營養醫學推廣協會理事，著有《逆齡密碼》、《肥胖大逆襲》

胃酸迷思最需要的解藥

胃酸過去被腸胃科醫生和病人視為是罪大惡極的禍首，我的門診常常聽到病人說：「我是不是胃酸太多，所以胃潰瘍？」「火燒心很嚴重，都不能躺著睡覺，是不是胃酸太多胃食道逆流了？」「吃肉多會覺得胃脹氣，猛打嗝，是不是胃酸太多了？」其實，我們可能要重新思考胃酸究竟是毒還是解藥的迷思。

胃潰瘍以前被誤認為是胃酸太多，後來才被證實真正罪魁禍首是胃裡的幽門桿菌，而短暫抑制胃酸的藥物治療是為了讓胃黏膜破洞趕快修補起來，胃好了後，藥也就該停了。國內有將近四分之一的民眾患有胃食道逆流，強力抑制胃酸分泌的藥物是過去最有效的解藥，但火燒心症狀改善了，卻也失去了胃酸的好處，包括殺菌、加強蛋白酶作用，以及營養素的吸收……。其實，長期服用降胃酸藥物絕對是走投無路的打算，尤其在現今已經有許多微創手術可以治療的時代。

這本書正是國內對胃酸迷思最需要的解藥，可以提供民眾深入地從

非主流觀點切入胃酸與消化疾病的關係。隨著醫學的進步，現今非主流的觀點未來也許就是主流的定律，這本書是醫師、病患，以以及追求健康的民眾都應該好好拜讀收藏，讓胃酸不再成為所有胃病的代罪羔羊。

吳文傑 醫師

肝膽腸胃科醫師，台北市立聯合醫院仁愛院區消化內科

我等待了數十年的書，終於問世了！

本書作者萊特醫生是哈佛大學學士、密西根大學醫學博士，是位天才型的醫學先驅者，在主流西醫、自然醫學、功能性醫學各領域都有很重要的貢獻。在過去的四十年內，他提出多項重要療法，例如現今主流醫學規範孕婦必須服用八百微克葉酸以預防胎兒神經管缺陷，便是他發現以及提出的。在我的母校巴斯帝爾大學，萊特醫師的貢獻更加卓越，許多營養醫學的內容是由他制定，每一位畢業生都身受其影響。

本書的問世，我已等待數十年之久。本書的觀念，雖然我已奉行二十年，卻不能下筆，而得由一位在全球主流醫學也具舉足輕重地位的醫學前輩來撰寫，因為本書主題所撼動的，是數十年來主流醫學根深蒂固的錯誤觀念，甚至得和一個每年七十億美金的制酸劑、抑酸劑製藥業怪獸對抗。

過去的二十年，我在實習與臨床診療中，運用「胃酸不足」的概念治癒了許多病患，也教育了無數病人。胃酸療法是一項非常單純但又影響深遠的療法，舉凡各式過敏與氣喘、憂鬱、骨質疏鬆、惡性貧血、胃癌、腸漏症、各式自體免疫疾病（類風濕性關節炎、第一型糖尿病、甲狀腺亢進、紅斑性狼瘡、多發性硬化、乾燥症、雷諾氏症候群、重症

肌無力）都和它有密切關係。我自己則是在四十多歲時經歷了加州嚴重花粉熱，腸胃功能停擺，吃完晚餐過敏就惡化，結果補充了胃酸之後，所有問題迎刃而解，連腸胃都恢復年輕。我從自己和病人身上，深深體會到一六九八年《氣喘論文》描述的現象，過敏患者真的大多數都有胃酸不足的問題！我甚至更進一步發現，白天胃酸不足會導致精神不濟，半夜胃酸不足會引起淺眠難睡！很多失眠患者，半夜醒來吞兩顆胃酸，配水服下，竟然就可以一夜好眠。

胃酸不足會引起很多疾病與不適，大部分病人聽到我說他們「胃酸不足」時，都以懷疑與訝異的眼神望著我，好像我說錯了話似的，因為幾乎每個人都被他們的醫生告知是「胃酸過多」。有趣的是，當我反問他們，醫生有替你檢測胃酸嗎？卻又清一色地告訴我「沒有」。這些患者經我診治，經過一段時間服用胃酸膠囊後，症狀都漸漸緩解，不得不承認他們的問題的確是胃酸不足所引起。

胃酸是人體消化最重要的防禦機制，外來的病菌與過敏原，到達胃的時候，經過足量胃酸的洗禮，就可以被消滅與分解。所以，理論上胃酸足夠的人，是不會因為食物不潔而肚子痛，也不容易引起過敏，因為大部分過敏原都是蛋白質，而蛋白質遇到胃酸與蛋白酶就會被分解。現代人之所以身體羸弱，不像野生動物可以喝生水、吃腐肉，其中最重要的因素就是胃酸不夠強。

本書所帶來的，是顛覆一般人認知卻又無比珍貴的訊息。為了健康，你要有勇氣認清事實，必且身體力行，最後就會體會到胃酸的重要性，以及它所帶來的最佳健康狀態！

陳俊旭

台灣全民健康促進協會理事長、美國自然醫學博士

/讀．者．迴．響/

【Helen Oulie Fuhr】這是你和你的醫生都應該閱讀的一本書。每年都有不計其數的人有胃酸分泌不足或過少的問題，而且這些人都不正確的在使用抑制胃酸的藥片，長期下來，後果是很嚴重的，會導致營養不足和各種疾病。如果你認為自己有胃酸過多或過少的問題，都應該閱讀這本書。

【LaffingKat】這本書的內容相當有容易理解，也對我相當有幫助。身為一個身上有幾種自體免疫疾病的人來說，我特別感興趣的是討論胃酸過多、腸漏症和自體免疫疾病之間的關係。我剛在泰奧馬診所一位醫生（萊特博士是創始人兼醫學總監）的指導下，開始服用補充性鹽酸和胃蛋白酶，我的消化問題已有所改善，我很期待這是否也能改善我其他健康問題的症狀。

【Jack】我想補充的是，抗酸藥物的市場現在已是一百四十億美元。製藥公司對本書所說的內容一無所知（或不想知道）——也許有些醫生也是——他們只想要終身顧客，而不想治好我們。

【Kyle Ritter】本書討論的話題不被經常討論但對健康卻極為重要。如果你有胃酸不足的狀況，就可能因為吸收不良而導致關鍵營養素缺乏，並且容易受到與胃內細菌感染相關的自體免疫疾病的威脅，而這些只靠補充蘋果醋、消化酵素、苦藥草、胃酸－胃蛋白酶補充劑等等一些簡單的補救措施，就能得到很大的改善。

【Mark Gonzalez】我從十六歲，就一直在處理嚴重的胃灼熱問題。我這輩子都在進進出出醫院，我吞進你可以想像得到任何藥片來治療我慢性頸痛和其他問題，但這本書改變了我的人生！我每天都要服用泮托拉唑這種抑制胃酸分泌的藥物，整整有十年的時間，醫生們都已經放棄了我，於是我只好自己找尋解答，這本書讓我眼睛一亮！我開始在飯前補充鹽酸、胃蛋白酶、苦草藥，以及在飯後補充消化酵素！然後，我的胃灼熱幾乎完全消失了，而且我已經拋開泮托拉唑，我脖子的狀況每天都看得到改善——泮托拉唑影響了我吸收避免慢性頸部痙攣的營養物質的方式，但沒有泮托拉唑，我的胃灼熱就會暴走，連吃最單純、天然的食物都很痛苦！此外，我也增加了四・五公斤左右的肌肉，因為我終於可以吃我需要吃的食物！強烈推薦這本書，請閱讀並傳播給其他人！

【Melissa Sandfort】所有人都需要閱讀這本書。我們都有消化系統，所以都應該要知道書中的關鍵訊息！這是我所讀過超頂級的健康書籍之一，簡單、基本、直接，還有易於遵循的解決方案，非常容易閱讀且令人信服。我正在服用鹽酸、苦藥草和消化酵素，而且我的消化功能更好了！

【R. HAMILTON】我經常性的胃灼熱或胃酸逆流的問題很少持續超過一年以上（只有一次持續了大約十八個月），但在胃鏡檢查過後，我的醫生讓我服用氫離子幫浦抑制劑來減少胃酸分泌。當然，效果相當好，但在開始吃抑酸劑後，我的肺部充血嚴重、口腔和喉嚨裡的黏液很多、吞嚥困難。在看了這本書後，我才發現原來我們需要胃酸，所以我決定看看停藥後會發生什麼事。哇噢！一切問題都在二十四小時內解決了！你可能不一定有相同的狀況，但你在使用胃酸中和劑或氫離子幫浦抑制劑來減少胃酸之前（或者之後），都需要閱讀這本書。

/ 推薦序 / 003

/ 讀者迴響 / 010

/ 序 / 要繼續自欺欺人嗎？ 015

/ 前．言 / 「灰人」的啟示 019

Chapter1 胃酸過多性消化不良的迷思 027
——成了代罪羔羊的胃酸
你真的被胃酸淹沒了嗎？｜當胃灼熱成為胃食道逆流的主症｜其實不是胃酸過多的問題｜胃酸成了代罪羔羊？｜降低胃液酸度的常規療法｜抗酸藥物為何看似能發揮作用？｜如果能讓症狀消失，抑制胃酸有何不可？｜以自然的方式消除真正的病因｜治療胃酸不足，其他疾病也好了｜選擇掌握在你手上｜注意事項

Chapter2 胃酸是我們的朋友 051
——重新認識胃酸的必要性
促進關鍵營養素的消化與吸收｜預防胺基酸不足與減少過敏｜預防細菌與真菌增生｜胃酸分泌量太低會發生什麼事？｜動不動就吃胃藥的風險

Chapter3 從口到胃的消化之旅 059
——上腸胃道的運作方式
口腔：消化過程的起點｜食道：將食物推進胃部的肌肉管道｜胃：處理、消化、萃取並轉移食物的囊袋｜食物進入胃裡會發生什麼事？｜破壞胃泌素和胃酸之間平衡的危險｜為什麼胃不會把自己消化掉？｜橫隔裂孔疝氣與胃灼熱

Chapter4 飽足中的隱性飢餓 075
——胃酸不足如何影響營養素的吸收？
鐵：避免組織缺氧｜鈣：讓骨骼、牙齒強壯及其他｜葉酸：維持心血管健康｜

維生素B_{12}：維持正常神經功能和其他｜鋅：參與各種代謝作用｜其他營養素也受到影響｜骨牌陣的第一張牌

Chapter5 胃酸不足也可能導致癌症？ 113
——胃酸、細菌與癌症的牽扯不斷
抗酸藥物可能令我們易於感染｜衝擊胃酸檢驗的幽門螺旋桿菌｜抑酸劑如何提高癌症風險？｜預言

Chapter6 缺乏胃酸讓你生一堆病 133
——氣喘、類風濕性關節炎與其他疾病
別訝異！氣喘和胃酸有關係｜過敏、食物敏感與腸漏症｜膽結石、胃酸分泌與食物過敏｜類風濕性關節炎及其他自體免疫疾病｜從避免食物過敏原到補充胃酸

Chapter7 用自然療法徹底根治 165
——用好胃養出好身體
更棒的辦法｜被常規醫療忽略的胃液分析｜減少胃液逆流的飲食和生活｜以鹽酸和胃蛋白酶為替代品｜胰臟酵素｜苦藥草｜維生素B_{12}｜去甘草素甘草萃取物｜維生素C｜其他有益於健康的天然產品｜何時該尋求醫療協助，何時該靠自己？｜應該使用抗酸藥物嗎？｜找一位願意接受自然療法的醫師｜名字後沒有M.D.的合格醫學專家｜複方藥劑師：回到未來

/ 附錄1 / 臺灣可見到的抑酸劑 215
/ 附錄2 / 缺乏胺基酸與神經傳導素會導致憂鬱症嗎？ 218
/ 附錄3 / 我們的臉會泛紅嗎？玫瑰痤瘡與胃酸不足 229

/序/

要繼續自欺欺人嗎？

> 胃酸對我們的健康來說沒什麼，甚至毫無幫助，即使在消化食物時都可以不需要它。因此，在我們的胃酸開始大量分泌，造成胃灼熱與胃酸過多性消化不良的時候，關閉胃酸的分泌機制有何危害？如果這麼做能夠去除痛苦與不適，為什麼不讓胃酸分泌機制在我們往後的日子裡一直都維持在關閉狀態？胃酸？誰需要它啊？

如果你覺得這段話聽起來很蠢，請試著不要笑得太大聲，因為這就是大多數醫師的想法。我們的常規醫療機構早已學會害怕胃酸這頭「惡龍」，而製藥產業每年花費高達數億美元的廣告、研究與「教育」經費，正是造成這種情況的主要原因。否則要怎麼解釋他們為何熱衷於對大眾推銷可以「屠龍」的抑酸劑，讓眾人深信自己就要被淹死在自己體內所製造的胃酸消化液裡？

在美國，**抑制胃酸藥物是一項年產值超過七十億美元的產業**。然而，這份規模大到令人難以想像的特許經銷事業，卻是建立在一個方便的謊言上，那就是：將胃裡的胃酸幾乎完全消除，只會對我們有好處，而且，即使持續地將強效抑酸劑丟進嘴巴裡，以控制「胃酸過多」的症狀，不論在今天、明天或二、三十年以後，我們都不會因此而需要承擔任何後果。

在本書當中，我們會重點說明胃酸在消化作用中所扮演的某些重要，甚至是不可或缺的角色。我們會描述鹽酸，亦即胃黏膜上的特殊細胞對食物產生反應的分泌物，如何在複雜的連鎖反應中成為關鍵的上游環節，正是這些反應最終讓身體能夠吸收必需營養素，進而使**活得長久而健康**成為一件可能的事。藉由切斷胃酸環節來破壞這種連鎖反應，將會對進行正常消化作用所必需的下游一系列反應及胃腸系統，與身體其餘部位的健康狀態，造成嚴重的阻礙。

我們也提出了一項重要的問題：如果胃酸分泌過少，而這種情況持續的時間又過長，可能因此引發哪些疾病？我們希望那些掌控常規醫療的勢力會提出這項問題，但是絕大部分的勢力看起來對此並不感興趣。事實上，他們根本不想知道答案，因為在「胃酸過多性消化不良」的迷思上，他們的投入已經太多了。

由疾病或老化所導致的長期胃酸減少對健康所造成的影響（即機能性萎縮胃炎），大半個世紀以來已經眾所周知了。那麼，由藥物所導致的胃酸長期受到抑制呢？美國食品藥物管理局（FDA）批准過的相關試驗非常有限，但是根據這些試驗的結果，常規醫療的從業人員與倡導者粉飾太平，表示人們如果服用抑酸劑（例如：普利樂〔Prilosec〕、普托平〔Prevacid〕，甚至效力更強的新一代藥物），即使吃了十、二十、三十年或是更久的時間——如果他們可以活這麼久的話——一切都還是會平安無事。對於這種粉飾的行為，這些人根本覺得心安理得。

我們認為，那些選擇相信這種迷思的人，根本是把自己的頭穩穩地埋進了沙子裡。這些強效藥物會為身體的化學與生理作用帶來強烈的變化，影響消化過程中的連結樞紐。這些藥物不應該隨意服用，然而，現在的普遍趨勢是推廣以抗酸藥物來治療常見的胃灼熱現象，正是在提倡這種做法。

只要提到抑酸劑，常規醫療機構，包括如美國醫學協會（American Medical Association，AMA）等團體、美國國家衛生研究院（National

Institutes of Health，NIH）、美國胃腸科醫學會（American College of Gastroenterology，ACG）等各種專業醫療協會，以及國際胃腸功能失調基金會（International Foundation for Functional Gastrointestinal Disorders，IFFGD）等疾病相關團體，更不用說在所有團體中最具影響力的兩個團體，亦即全球製藥產業與它的「內部」執行機構——美國食品藥物管理局，都猶如是（齊聲）吹著口哨過墓地（喻自欺欺人）。**數十年來的研究結果清楚證明了，一旦胃酸不足，不論這種情況是由疾病或藥物所導致，都會引發各種無藥可救的嚴重慢性疾病，其中有些疾病甚至可能致命**；這些機構無視於這項研究結果，而危險卻是民眾在承擔。

只是因為在用藥僅僅數年後尚未出現「嚴重」的問題，並不能保證再過幾年之後，我們不會開始見到並且經歷這些問題的發生。「自然形成」的機能性萎縮胃炎，通常得花上數十年時間才會進展成更嚴重的疾患，例如：潰瘍或胃癌。我們為什麼要期望抗酸藥物會帶來任何不同的結果？

如果你或所愛的某個人正在為胃灼熱或其他胃部不適症狀所苦，我們奉勸你要無視廣告的持續轟炸，這些廣告引導大多數人（包括大多數醫師）相信治療這些小病的唯一方法就是抑制胃酸分泌**（但足足超過一個世紀的科學研究結果，證實了情況完全不是如此）**，最終還得出了「胃酸過多性消化不良」這個症狀——這個症名是錯的，因為它幾乎總是與胃酸太少有關，而非胃酸太多。

本書會提出能夠在許多情況下緩解「胃酸過多性消化不良」症狀的自然療法。這不是要你服用僅能透過阻斷正常的腸胃道功能來抑制症狀的藥物，而是告訴大家**運用各種安全、自然、價格也不貴的物質，配合身體的生理機能——而非與其對抗——以恢復健康的胃部功能、治療受損的組織、預防未來的疾病**，或許還能進一步延長壽命。

/ 前・言 /

「灰人」的啟示

詞彙說明

在開始之前為避免讀者混淆，本書的兩大類抗酸藥物專有名詞如下：

- **胃酸中和劑**：中和過多胃酸的藥物，我們常聽到的「制酸劑」就是指胃酸中和劑，為了和「抑酸劑」做出明顯區隔，本書使用「胃酸中和劑」。
- **抑酸劑**：抑制、阻斷胃酸分泌的藥物。
- **抗酸藥物**：一般統指上述二者。

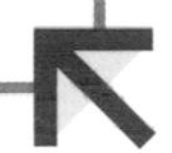

在泰奧馬診所，大家稱他為「灰人」。診所的接待員蘇與護士芭芭拉都同意，她們從未見過任何人有像他一樣的膚色，之後他便得到這個綽號。所有人都看得出來，雖然他是白種人，但是皮膚顯然不帶有任何粉紅色調；他的皮膚看起來也幾乎沒有任何棕色調，反而呈現一種很特別的灰白色。不論在他之前或之後，我都未曾見過任何人有相同的天然膚色。

這位六十一歲的灰人過往未曾因為自己看起來是灰色的而看過醫生——雖然他的妻子曾向他提議過「一、兩次」；事實上，他從未有過任何症狀或疾病，只是很明顯地感到疲累，而且是真的很累。

在進一步的問診後，除了疲累，並未發現多少額外資訊。過去他長期消化不良，間歇而反覆地出現胃灼熱的症狀。他提到這兩種症狀都已經持續超過二十年的時間，他從四十幾歲就開始服用許多坦適錠（Tums）、羅雷茲（Rolaids）及其他胃酸中和劑。不過他表示，自從他開始使用那種「抑酸新處方藥」泰胃美（Tagamet）以後，就完全沒再遇到過任何消化不良或胃灼熱的問題了。自從這種藥於一九七七年問世以來，他每天都持續服用；直到他出現在我們診所為止，他推測自己每天服用這種藥已經長達七年了。

我們需要足夠的胃酸

我問：「胃部天生就是用來分泌足夠的胃酸，目的是要將還算大的食物物體轉變成等同於湯的東西，你知道這件事吧？」

他回答：「是的，我想我知道，但所有的醫生都告訴我，我的消化不良與胃灼熱問題是胃酸過多造成的。服用某樣東西來排除多餘的胃酸，真的很合理啊！」

「有任何人曾經實際測量過你的胃裡有多少胃酸嗎？」

「沒有……但是，自從我開始服用泰胃美以後，那些症狀的確都消失了啊！」

「可是如果所有的雨都不再下了，河流就會乾涸。當河流一直都在氾濫時，或許短時間內不下雨會是一件好事，但當雨水永遠都不再出現，你覺得會發生什麼情況？」

他想了一會兒，然後問：「永遠嗎？」

「這樣好了，至少有七年之久。」

「乾旱的情況會相當嚴重，肯定什麼東西都長不出來。」

「沒錯！如果阻絕我們的胃自然分泌胃酸，或是把胃酸中和掉，時間一長必定會造成影響。首先，我們無法分解食物，許多營養素——尤其是必需胺基酸、某些礦物質，以及至少兩種維生素B——就無法如預期那般被身體所利用。這麼一來，這些營養素就不會被吸收進我們的血液裡，細胞就得不到可滿足細胞維持運作所需的正常分量營養素。

其次，當那些『酸湯』離開胃部，流進小腸的上半部（亦即十二指腸）時會刺激荷爾蒙分泌，進而促使胰臟與膽囊展開其消化分泌作用，釋放分泌物，包括酵素、重碳酸鹽與膽汁。若沒有這種『酸性刺激』，這些荷爾蒙會因此分泌不足，消化的後續階段就無法如預期般產生作用，這代表供應給細胞的另一整組營養素也會跟著變少。」

灰人開始理解我的意思，「所以這就像是連鎖反應，如果沒有胃酸，那麼消化的其他階段也無法得到適當的刺激。」

「一點也沒錯，而且在消化過程中，可能還有我們仍不知道的其他許多『連鎖反應』，這些連鎖反應也可能同時受到影響。」

他大為震驚地說：「難怪我老是會覺得疲累。這麼多年以來，我簡直就是在大量地耗損自己的消化能力。為什麼沒有任何人告訴過我這件事呢？」

「我不知道。這一切在醫學系學生的基礎教科書中就能看到。不光是如此，同樣的教科書中還列出了胃酸分泌不足甚或停滯的第三項影響。讓我們從這個方向來思考這件事：如果我把細菌或寄生蟲丟進試管內的酸性溶液裡，會出現什麼情況？」

「我不確定，不過我猜其中有很多細菌或寄生蟲都會死掉。」

「沒錯，牠們會死掉。胃腸病學是一門以消化系統為重心的醫學專業，在它的教科書中明確指出，胃酸是腸道感染的『酸性屏障』。此外，每個人都知道，自胃往下的腸道裡居住著各種微生物——即腸道菌叢（實際上是極微小的植物）——這些微生物能幫助消化、分泌少數重要的維生素，通常十分安分。不過，如果酸鹼平衡，亦即『pH值』，並未達到剛好的程度，那麼這些『友善』的微生物就會有許多真的完全死光，被沒那麼友善的微生物所取代。最好的情況是，這些不友善的微生物對我們的『幫助』沒有那些友善的微生物來得大；最壞的情況則是其中某些不友善的微生物可能會分泌出一些物質，這些物質對身體的細胞來說具有毒性，卻被我們的身體所吸收，最終散布至全身。」

灰人不安地在他的椅子上動了動，然後說：「所以我為了預防胃灼熱而一直讓自己胃酸不足，不僅使得自己在過去七年內一直處於半挨餓的狀態，更可能因此促使毒素從我的腸道散布到全身？」

「恐怕是如此。」

「這是否可能就是我一直如此疲倦的原因？」

「很有可能。我們先設法盡可能地讓你的消化功能恢復正常，以彌補這些年來營養不良所造成的問題。如果有必要，我們也可以採取某種方法來讓你的腸道菌叢回復正常狀態。接著，再看看你疲倦的情況是否因此而有所改善。」

「我猜第一件事就是要停用泰胃美這種藥物吧！但這麼一來，我就會重新面臨消化不良與胃灼熱的問題了，不是嗎？」

「我們可以在不阻礙胃酸分泌的情況下，嘗試採用自然的方法來緩解消化不良與胃灼熱的症狀。」

「怎麼做？」

你真的胃酸太多了嗎？

「首先，我們必須查明你的胃是否真的製造了太多的胃酸。胃酸分泌不足可能才是真正的問題根源，這種可能性非常的高，**機率超過**

90%。患有胃灼熱，意謂著那被分泌出來的少量胃酸，有些出現在錯誤的地方，進而造成燒灼的感覺。等做了一、兩項檢驗後，我們就能夠了解情況。」

如同絕大多數有消化不良與胃灼熱症狀的人一樣，灰人很快便發現，雖然他多年來一直都在為胃灼熱所苦，但其實他的胃一直有著胃酸分泌不足的問題。

透過每餐服用內含甜菜鹼鹽酸（一種胃酸——或說鹽酸——的來源，不僅安全、便利，價格也不貴）的膠囊及胃蛋白酶，來替代失去的胃酸，不久後他便得以消除相關症狀。他的療程所使用的物質還包括：替代性的消化酵素、幫助腸道菌叢恢復正常的保健品（益生菌），以及因為胃酸不足而導致一直無法充分吸收的各種胺基酸、維生素與礦物質的補充品。

灰人的灰色皮膚緩慢而穩定地回復到了正常的棕色與粉紅膚色，看起來十分健康。他的疲累感也消失了，取而代之的，是日漸增加的活力。他的妻子還注意到，他的心情與態度同樣有所改善。六個月後，他宣布自己已經恢復正常。

這不只是一本關於消化不良的書

關於灰人（亦即約翰）的案例，只有一件事情完全反常，那就是他的膚色。如同前文所述，不論之前或之後，我都從未見過任何與此類似的情況，不過他其餘的狀況——由於正常的胃酸分泌不足，以致出現消化不良與胃灼熱的症狀——卻完全符合典型的案例。

自一九七〇年代至今，我已經治療了成千上萬人，他們的經歷都大同小異，有消化不良與胃灼熱的問題，經常伴隨著腹脹、打嗝、脹氣、便祕等症狀，偶爾會拉肚子，這一切都是正常的胃部功能部分或完全衰退所導致（胃部過度發揮作用或是胃酸分泌過剩，在我的臨床案例中其實相當罕見）。在這些人當中，有大多數人都服用過胃酸中和劑或抑酸劑，不是自行服用就是在醫療從業人員的建議下使用，而他們的健康問題便是因此惡化的。

在接下來的章節中，蓮恩・萊納德博士和我會解釋何謂正常的胃部功能及該功能對我們有何幫助，並且介紹「胃衰竭」眾多表現當中的幾種形式。我們會提到哪些健康問題通常與胃部功能不足有關，也會描述用來治療所謂「胃酸過多性消化不良」這種虛構出來的疾病的常規療法，接著提供更好的自然療法以做為選擇。

你很快的就會發現，**這本書不只是又一本有關於消化不良的書。對許多人來說，它同時也是一本抗老延壽的真正指南**：如果我們的細胞與整個身體都長期營養不良，我們又要如何期待自己可以「活得長久又健康」呢？

對其他人來說，我們為各種疾病提供了一種少為人知的觀點，包括抑鬱症、糖尿病、骨質疏鬆症、類風濕性關節炎、紅斑性狼瘡、潰瘍性大腸炎、酒渣性痤瘡、多發性硬化症、兒童氣喘及其他許多疾病，一旦消化功能恢復正常，這些疾病通常會跟著改善。

那麼，為什麼我們之中沒有更多人曾聽說過這件事？以下是一個小提示：胃酸中和劑與抑酸劑的市場每年總計超過了七十億美元。關於消化功能衰退的實際真相，就這樣淹沒在由廣告與研究結果所構成的海洋裡，這些由專利藥品（製藥）產業所贊助的研究，目的在於維持利潤，而獲取這些利潤的來源就是這種草率又極其誤導人的「治療方式」，致使許多人都採用這種方式來醫治消化不良、胃灼熱與其他隨之出現的症狀。

想要了解真相，請你繼續往下看！

（本書中的概念與意見，根據的是我們自身的經驗與所受訓練以及現有的科學資訊。本書提供建議的用意，絕非是為了取代由合格、擁有執照的健康專業人士，所進行的審慎醫療評估與治療。我們不建議在未諮詢過個人醫師的情況下，變更或增加所服用的藥物或補充品。）

Chapter 1

胃酸過多性消化不良的迷思

——成了代罪羔羊的胃酸——

胃灼熱、消化不良與「胃酸過多性消化不良」都是極為常見的疾病，幾乎所有人遲早都會得到某種類型的胃部不適毛病，而造成這種情況的主因是飲食與生活方式，有時則是因為遺傳、懷孕、身體構造或純粹因為老化。有誰沒經歷過在吃過某些食物後，出現在喉嚨深處與上胸部的劇烈燒灼感？又有誰未曾在受到胃灼熱症狀侵襲時，服用坦適錠或重碳酸鹽來熄滅那股似乎就要從胃裡竄上來的酸性火焰？

你真的被胃酸淹沒了嗎？

蓋洛普的民調結果發現，美國有44%的人口每個月至少會經歷一次胃灼熱之苦，而有7%的人每週都會遭遇胃灼熱發作。根據美國國家糖尿病暨腎臟消化疾病研究院（National Institute of Diabetes and Kidney Digestive Diseases）的調查，**有六百萬人每個月至少都會經歷一次胃灼熱的症狀，而有兩千五百萬人每天都會體會到那種灼痛感。**

如果大家都相信在媒體上所看到的一切，那麼民眾早就被引發消化不良的胃酸所淹沒了。人們無法不在電視（尤其是晚間新聞）上看到許多廣告以花言巧語推銷價格昂貴的高科技藥品，例如：普利樂、普托平、泰胃美、善胃得（Zantac）、保胃健（Pepcid）、愛希（Axid）及其他藥物，較傳統的藥品，例如：坦適錠、羅雷茲、速胃舒（Maalox）與我可舒適（Alka-Seltzer）發泡錠，就更不用提了。這些產品全都是用來降低胃酸量，以消除胃灼熱所造成的疼痛。過去的抗酸藥物只是**中和**出現在胃裡的任何一種酸，去除酸所造成的酸性「刺激」，因而讓酸暫時變得無害（有種很受歡迎的胃酸中和劑，過去經常廣告說自己能夠「吸收掉多達自身重量四十七倍的**多餘**胃酸」），較先進的藥物發揮作用的方式，則是從源頭抑制胃酸的製造。今日醫師最常開來治療胃灼熱的藥物是普利樂，這種藥品幾乎是日以繼夜地在消除胃酸，還在它廣為流傳的消費者導向廣告中自豪地宣揚這項事實；普托平、Aciphex、Protonix與耐適恩（Nexium）也具有差不多相同的作用。

「胃酸過多性消化不良」常規療法背後的迷思，以及這一切廣告中所蘊含的訊息——雖然這些廣告很少直截了當地將其表達出來——是胃灼熱症狀之所以發生，是因為胃裡的胃酸過多。因此，這些酸有部分回流，或者說逆流進入食道（將食物由咽喉送進胃裡的肌肉管道）。酸並不適合出現在食道，它的出現會對食道內部的脆弱組織造成刺激，而胃灼熱的疼痛就是這種刺激造成的一種症狀。如果我們出現胃灼熱或胃食道逆流這種更嚴重疾病的其他症狀，廣告中所表達的訊息很清楚：「我們胃裡的胃酸愈少愈好。」對大部分醫師來說，胃灼熱與胃酸過多性消化不良的其他症狀，即代表胃酸過多，而且這是「一般常識」，想要緩解這種疼痛，只需要減少胃酸量。如果我們相信這種觀點，就應該全都採用有效的減酸療法來緩和胃灼熱症狀才有道理。根據這些產品製造商的說法，長期抑制胃酸是有好處的，讓我們能夠「二十四小時」克制住胃灼熱的症狀，而且或許只需要一錠藥便能達成這項目標。

然而，這種對抗胃灼熱的極端防護效果，可能會讓你付出健康方面的代價，但製藥公司與美國食品藥物管理局卻都無視於此，前者擁有這些藥物的專利權並從中獲利，後者則是因為「批准」這些藥物而獲得極其巨額的收入（透過審查費）。最重要的是，開立這些藥物的成千上萬名醫師，都對這些藥物所造成的後果置之不理，他們未能認清——雖然抑制胃酸理論是現今「胃酸過多性消化不良」常規療法的根基，但這項理論卻有嚴重的缺陷，因為這項理論的基礎建立在一項迷思上：胃酸過多性消化不良、胃灼熱及更嚴重的胃食道逆流，都是胃酸過多造成的。但是，事實所顯示的卻是另外一回事！

想想這項被人輕易忽視掉的觀察結果：消化不良、「純粹」的胃灼熱與胃食道逆流的發生率是隨著年齡的增長而提高，而胃酸分泌量卻通常是隨著年齡的增加而減少圖1-1。如果胃酸過多是造成這些問題的

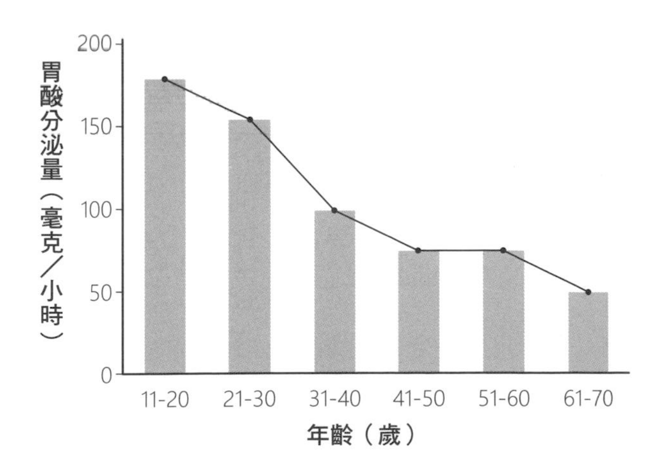

【圖1-1】與一般看法相反，胃酸的分泌量通常會隨著年齡的增長而減少。這張圖顯示的是從二十歲到八十歲的平均胃酸分泌量（資料改自K. Krentz等人，一九八四）。

原因，青少年應該會時常出現胃灼熱的症狀，而爺爺奶奶的胃灼熱發作情況則應該少許多。當然，如同所有人都知道的，真實的情形卻經常是完全相反的。

我們受到引導，因而相信如果只是有消化不良的其他感覺，例如「飽脹感」伴隨著腸胃氣體過多、腹脹或打嗝等情況，或許僅有些許胃灼熱的症狀，也是導因於「胃酸過多」。如果這是真的，那麼請回答以下問題：**為什麼胃酸過多在逆流進食道時這麼地有效率，但在實際消化食物時卻是如此地不稱職？**

這只是一般常識性的問題。有多少人在四十歲時跑步可以快過在二十歲的時候？有多少人五十歲時的視力勝過三十歲時的？我們都體會過荷爾蒙分泌量隨著變老而逐漸減少的感覺，可以實際想到幾十個身體功能隨著年紀而自然衰退的例子，那麼胃部所分泌的胃酸為什麼會走向相反的發展方向呢？科學已經證實了常識所告訴我們的一切。在本世紀的大部分時間裡，醫療研究人員不斷重複留下文件記錄，證明**胃酸會隨著年齡增加而減少**。因此，**如果隨著年歲增長而胃酸會愈來愈少，為什麼我們發生胃灼熱與消化不良的次數會愈來愈多？**更重要的是，為什麼我們治療這些胃灼熱與消化不良症狀的方式，是服用藥物將胃裡的最後一丁點兒胃酸都給擰掉？

耗盡胃酸有什麼壞處？**很多。**遺憾的是，常規醫療人才拒絕承認這點，這正合抑制胃酸藥物製造商的意。問題在於，許多與長期抑制胃酸有關的不利影響，可能得經過多年或甚至數十年才會形成。另一方面，大部分藥物的臨床試驗雖然可能揭露耗盡胃酸所導致的問題，但這些試驗卻通常僅持續進行幾個月（在臨床試驗的世界裡，一年已經是很長的時間），而且在這些試驗中，服用這些藥物的人數相對來說也比較少。一旦臨床試驗結束，而藥品通過了美國食品藥物管理局批准，對於不利副作用的觀察往往也就變得比較隨意，通常取決於醫師是否願意不厭其煩地向美國食品藥物管理局發送報告。如果某項副作用並非與胃部或消化功能有直接明顯的關聯，很可能永遠都不會被報告上去。

令人扼腕的是，**許多可能伴隨長期抑制胃酸而來的不良影響，包括氣喘、過敏、皮膚疾病、類風濕性關節炎、失眠症、骨質疏鬆症、腸胃道感染、抑鬱症及其他諸多疾患，可能要經過多年甚或數十年才形成。**這些影響因為看似與胃酸毫無關係，因此極少被寫入報告裡。

當胃灼熱成為胃食道逆流的主症

不久前，胃灼熱主要被視為一件麻煩事，我們會開玩笑、會加以容忍，會將這件事怪在老媽煮的飯菜上。如今，眾多醫療同業卻將胃灼熱看做某種可能十分危險的病症——胃食道逆流的主要症狀。這項態度上的轉變部分導因於新的研究結果，部分則是因為新的藥物與外科技術的問世（與行銷活動）。**胃食道逆流本身並非疾病，反而更像是一組症候群**，由下列其中一種或更多種不適症狀所構成：

- 食道內膜受損，可能不會產生症狀。
- 脆弱的食道內膜輕微或嚴重發炎。
- 症狀如：胃灼熱；打嗝；胃部不適，腹脹／脹氣；飽腹感，尤其伴隨有長期咳嗽的症狀時；胃內容物逆流、聲音嘶啞、喘鳴或氣喘、吞嚥困難或喉嚨痛。

如果胃灼熱經常發生，時間持續數月或數年，據說就成了長期症狀。有長期胃灼熱症狀的人可能食道內膜受損（尤其是食道下端），剛開始是輕微發炎，但最後可能進展到食道受創、收縮、潰瘍，以及最終的癌症（出現這種情況的人比例非常小），這就是永遠都不該讓間歇出現或是不嚴重的胃灼熱症狀進展成長期症狀的原因。

雖然胃食道逆流只會發生在少數有胃灼熱症狀的人身上，但考慮到長期胃灼熱症狀的可能危害，現今的抗酸療法就像是現代醫學中較具重要性卻遭到低估的奇蹟之一。胃食道逆流似乎在這些強效藥中遇到了敵手，這些藥物不僅緩解了胃灼熱症狀，更承諾要保護我們，以對抗更嚴重、可能威脅到我們生命的病症。

難怪這些藥物會成為至今所生產的藥品中最為熱賣的產品之一！對製藥產業來說，消化不良／胃灼熱／胃食道逆流是價值數十億美元的搖錢樹。在一九九九年，單是在美國，就花了超過七十億美元在這些藥物上，而且光是普利樂就占了其中超過半數的銷售額，也就是四十億美元，接近它前年銷售額的兩倍。

其實不是胃酸過多的問題

如同你可能推測到的，我們認為這片美好的經濟榮景有極大的問題。我們很納悶：為什麼有這麼多人竭盡全力地要讓自己擺脫所有「惱人的胃酸」，而同時卻很少有人曾持續面臨胃酸過多的問題，以及（除了少數罕見情況外）胃酸過多幾乎從未是引發胃灼熱的原因？

長期為胃灼熱症狀所苦的人，經常讓他們的胃部與食道接受X光及胃鏡檢查（胃鏡這種光纖管讓醫師能夠看到胃的內部，甚至拍照），但以我逾五十年（原書初版時為三十年，至二〇二二年已逾五十年）的醫療執業經驗，沒有一個在別處完成過這些程序的人告訴我，他們也對自己的胃酸分泌量進行過仔細的測量，而當我們在考慮周密的情況下實際測量胃酸的分泌量，並且經過研究的核實後，卻發現**絕大部分的胃灼熱患者都處於胃酸分泌量過少的情況**。

沒錯，你沒看錯。胃灼熱所表示的幾乎從來不是胃酸過多，反而可能與「過少」有關！

這並不是祕密，而是一項有充分證據卻很少有人重視的事實，過去整整一百年來的科學文獻早就不斷地證實了這一點。

生產那些對抗胃灼熱的強效抑酸劑的製藥公司，其實知道胃灼熱與胃食道逆流並非由胃酸過多所造成。他們的研究人員非常聰明，也會閱讀科學文獻，因此很清楚他們的藥會進入到哪種胃裡，所以他們的廣告幾乎從未實際表明：胃灼熱經證實是「胃酸過多」所導致。他們所傳達的訊息很清楚：如果胃酸是引發胃灼熱的原因，那麼胃酸減少必定好過胃酸增加。

這句話雖然聽起來很合理，卻與事實完全不符！如同本書中所說明的，**對許多有胃灼熱與（或）胃食道逆流的人而言，最好的治療方法可能是增加胃酸，而非減少。**這聽起來像是朝著正在悶燒的餘燼上倒汽油，沒錯，聽起來的確很像是如此，但事實上並非如此。儘管這似乎頗為矛盾，但是這一個世紀以來大部分時間的情況卻是，**內行的醫師運用天然又便宜的酸補充品（搭配其他各種天然藥物），成功醫治了成千上萬患有消化不良、胃灼熱與其他胃酸不足相關疾病的病患。**治療一結束，消化不良大半就成了過去，而他們的病患便不再需要繼續服用強效、昂貴又具有潛在危險（長期而言）的抗酸藥物。

可能有人會問，如果胃灼熱並非胃酸過多造成的，那麼它的起因為何？這些藥物又為何看似這麼有效？畢竟情況確實「看來像是」降低胃酸量能夠緩和胃灼熱的症狀，同時有助於治療胃食道逆流所造成的食道損傷情形。

我們不否認胃酸是引發胃灼熱症狀的原因（但不一定會造成其他種類的消化不良症狀），而胃食道逆流所帶來的許多傷害也都是胃酸造成的；我們同意胃灼熱的燒灼感之所以產生，是因為食道接觸到胃酸的緣故，而長期與胃酸接觸，可能造成如逆流性食道炎與胃食道逆流等更嚴重的病症。本書論點針對的是人們誤解的觀念：胃酸「過多」是形成這些傷害的原因。**即使是少量胃酸，出現在錯誤的地方（例如：食道），也可能引發某些症狀，最終使得組織受到損傷。**畢竟在胃酸的幫助下，即使是堅韌的牛排，也能在一小時左右被分解成等同於肉湯的食糜。胃酸當然是種厲害的東西！

儘管這只是**暫時的**；我們也不得不認同，減少胃酸的確通常有助於緩和胃灼熱的**症狀**，進而減少胃食道逆流所造成的損傷。然而，對於一轉身就堅定地主張不論是胃灼熱或胃食道逆流，其實都不是胃酸過多所造成，我們同樣覺得非常心安理得。

被搞糊塗了嗎？有許多人和你一樣，大多數醫療專業人士也都寧可避免面對這項顯然的矛盾。現在，我們要告訴你，**胃酸之所以出現在食道裡，其實是其他事件所造成的。**

胃酸成了代罪羔羊？

任何人只要熟悉相關科學文獻，馬上就會認同**胃灼熱與胃食道逆流根本不屬於胃酸相關疾病**（消化不良的其他症狀不一定如此），更確切地說，它們通常屬於肌肉方面的疾患，也就是護衛食道下端的肌肉閥（括約肌）出了問題。下食道括約肌會打開，是為了讓人們吞嚥的食物與液體能夠輕易通過並進入胃部，除非是要打嗝與嘔吐，否則這是下食道括約肌會打開的唯一時刻。在食物通過後，下食道括約肌應該會隨即關閉，阻擋任何酸性胃液回流進入食道。如果下食道括約肌正常運作，胃裡有多少胃酸都無妨，因為它不會逆流進入食道；但若下食道括約肌怠忽職守，即使只有少量胃酸，也可能在合適的條件下逆流進入食道。

科學家已經發現，**在我們有胃灼熱或胃食道逆流症狀時，下食道括約肌會在不應該打開的時候短暫開啟**。當我們的胃裡有胃酸（或其他任何東西），有時甚至只有一丁點，但在下食道括約肌突然不恰當地打開，而胃酸分泌的位置又正好在這扇閥門附近時，就會發生逆流的現象圖1-2。當然，逆流的主要症狀是胃灼熱，一旦逆流發生得太頻繁，使得食道內膜在太長一段時間內接觸到過多胃酸，可能就會受到刺激或發炎，這種情況則稱為「逆流性食道炎」。一旦某個區域發炎或是受到刺激，不論胃酸的分量有多少，通常都會加速這個破壞性過程，最終引發胃食道逆流及形成潰瘍，或是其他更嚴重的問題。

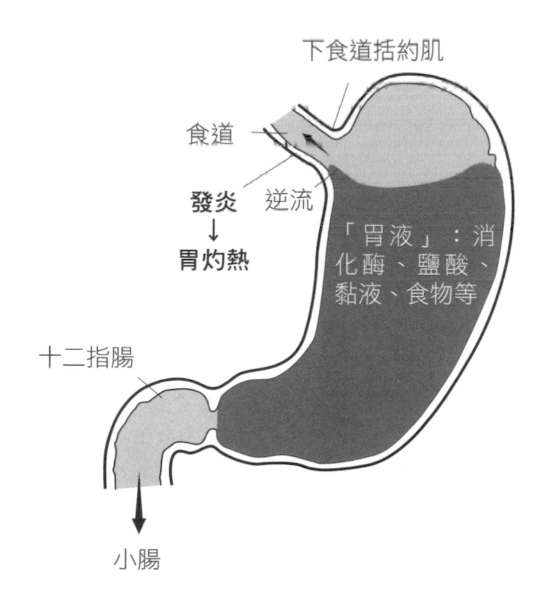

【圖1-2】如果少量胃酸往上逆流，穿過下食道括約肌這扇閥門，刺激脆弱的食道內膜造成發炎，就會引發胃灼熱症狀。

發生這種情況是否應該歸咎於胃酸過多？很勉強吧！胃酸畢竟只是一種液體，受制於引力與胃部和食道的肌肉收縮，注定被動地抵達自己的所在位置。

胃裡有多少胃酸根本沒有關係，只要下食道括約肌維持緊閉狀態，胃灼熱或逆流的情況就不會出現（請記住，胃部構造的作用就在於容納與處理強酸，胃酸的酸度比我們的血液強烈十萬倍）。與其將指控的手指指向胃酸「過多」，我們其實更應該緊盯那位怠忽職守的年老守門員——下食道括約肌。

降低胃液酸度的常規療法

現在幾乎所有胃灼熱與胃食道逆流的現有常規療法，目的都在於降低胃液的酸度。這些產品大多可分為：

- 胃酸中和劑（制酸劑）
- 抑酸劑／止酸劑

胃酸中和劑

這些典型的產品一般稱為「鹼」，仰賴的是基本的化學現象，亦即酸加鹼會中和，或彼此相互抵消（參考四十一頁的「酸vs.鹼」）。產品中的活性成分通常是鈣、鈉、鋁或鎂鹽，能夠與胃酸（鹽酸）結合，形成「中性」的鹽。胃酸中和劑不會影響胃酸分泌，因此這些藥劑對於胃部的酸鹼平衡（即pH值）只有短暫的作用，只持續到所有制酸分子都耗盡為止。在此同時，胃部還是會繼續分泌鹽酸。

胃酸中和劑無須處方箋就可以輕易買到，而且普遍都認為極為安全。在偶爾使用的情況下，這類產品可用於改善胃灼熱的症狀——如果是這樣的使用方式，可能不會造成任何傷害；然而，過度使用，尤其是延長使用時間，則可能導致嚴重的問題。胃酸中和劑最嚴重的副作用是「乳鹼性症候群」，其症狀包括血液中的鈣過多、血液的pH值上升（鹼中毒）及腎衰竭。最容易引發乳鹼性症候群的情況是（高鈣）牛奶喝太多加上長期使用胃酸中和劑。請小心，單是服用過多含鈣的胃酸中和劑，就可能導致罹患這種病症。

在抑酸劑問世以前，大量牛奶搭配胃酸中和劑，是非常常見的消化性潰瘍常規療法，遺憾的是，遵循這份含糊醫囑的許多人最後都罹患了乳鹼性症候群。抑酸劑的引進，使得這種症候群的發生率大幅下降，但隨著人們（尤其是年長婦女）高劑量服用碳酸鈣製成的胃酸中和劑（例如：坦適錠）做為補充鈣的方法以預防骨質疏鬆症的發生後，乳鹼性症候群的發生率開始再度上升（碳酸鈣是鈣質最糟糕的飲食來源之一，這種鈣極難吸收，在胃酸分泌不多時尤其如此。更何況，碳酸鈣會中和鹽酸，實際上反而抑制了鈣質的吸收）。

其他的胃酸中和劑含有鋁金屬，雖然完全沒有決定性的證據，但是鋁可能與失智症的發展有關，例如：阿茲海默症。為了安全起見，最好還是避免長期服用這些藥品。

一般可以取得的胃酸中和劑包括：

- 氫氧化鋁＋碳酸鎂（藥品名：Duracid）
- 氫氧化鋁＋氫氧化鎂＋碳酸鈣（藥品名：Tempo）
- 氫氧化鋁＋氫氧化鎂（藥品名：速胃舒、胃能達Mylanta、健樂仙Gelusil、嘉胃斯康Gaviscon）
- 氫氧化鋁（藥品名：Amphojel）

- 硫酸氫氧化鎂鋁（藥品名：寧胃胖Riopan）
- 碳酸鈣＋碳酸鎂（藥品名：Mi-Acid膠囊、胃能達膠囊、Mylagen膠囊）
- 碳酸鈣＋氫氧化鎂（藥品名：羅雷茲）
- 碳酸鈣（藥品名：坦適錠）
- 氫氧化鎂（藥品名：鎂乳）
- 碳酸氫鈉（藥品名：重碳酸鈉、小蘇打、我可舒適〔我可舒適含有阿斯匹靈，阿斯匹靈對緩解胃灼熱毫無幫助，還可能刺激胃黏膜〕、Bromo Seltzer）

抑酸劑

這類藥物主要有兩種：組織胺H_2受體阻斷劑與氫離子幫浦阻斷劑。

組織胺H_2受體阻斷劑

這些藥物（又稱為H_2阻斷劑）能夠直接在胃酸分泌的過程中設置障礙，藉此降低胃酸量。胃酸分泌大多是一項過程的最終結果，這項過程開始於胃泌素這種荷爾蒙刺激組織胺生成細胞，這些細胞接著通知製造胃酸的細胞分泌鹽酸。因此，透過阻擋組織胺的行動，製造胃酸的細胞永遠不會接收到訊息，就不會分泌胃酸。這些藥物非常有效，一次能夠使胃酸分泌的大部分流程停頓數個小時。

這些藥物的研發，起初主要是為了治療消化性潰瘍，但在人們明白消化性潰瘍事實上是由幽門螺旋桿菌這種細菌所造成，而不是因為胃酸過多之後，它們逐漸被廣泛用於緩解胃灼熱／胃食道逆流的症狀。隨著這些藥物的專利過期，各家製藥公司便全都推出了自家的低劑量版本藥物，當作非處方藥物來進行銷售。

長期持續地抑制胃酸分泌，可能對我們的健康造成值得注意的負面影響，而常規醫療的執業人員卻大多對此視而不見。除了這些負面影響，這些藥物也全都有經過充分證實的不良副作用，大部分會造成腸胃不適，例如：便祕、腹瀉、噁心、嘔吐以及——沒錯，就是胃灼熱。泰胃美的問題特別大，因為這種藥會與其他極多藥物相互影響，進而造成各種不同的副作用。這些副作用中最麻煩的一種，就是對雌二醇（作用最大的雌激素）與睪固酮這兩種激素的新陳代謝形成干擾，有些人曾因而發生乳房增大與性功能障礙等問題。現在市面上的H_2阻斷劑包括：

- 希美替定Cimetidine（藥品名：泰胃美）
- 雷尼替丁Ranitidine（藥品名：善胃得）
- 啡莫替定Famotidine（藥品名：保胃健）
- 尼紮替丁Nitazidine（藥品名：愛希）

氫離子幫浦抑制劑

胃黏膜中某些細胞內部實際製造與分泌鹽酸的機制稱為「氫離子幫浦」。效力最強的抑酸劑會阻礙這套幫浦機制發揮作用，這些藥物的名稱——氫離子幫浦抑制劑——便是因此而來。只要服用這些藥物的其中一顆，就能使胃酸分泌在一天的大部分時間裡減少90%至95%。服用更高劑量及（或）更頻繁地服用這種藥物，如同在有「棘手」的胃灼熱症狀或為了治療消化性潰瘍時經常收到的建議，會造成無胃酸症（即幾乎沒有任何胃酸）的情況。除了胃酸長期受到抑制，還有許多嚴重問題也與使用氫離子幫浦抑制劑有關，最常見的副作用包括腹瀉、皮膚反應，有時也可能造成相當嚴重的頭痛；其他出現頻率較低的副作用，包括性無能、乳房增大及痛風。這些及其他副作用，與服用這些藥物來全面抑制胃酸分泌有直接的關聯，是極需關切的重要問題，然而，常規醫療的執業人員與支持者卻全然對此視而不見。

現在市面上的氫離子幫浦抑制劑包括：

- 奧美拉唑Omeprazole（藥品名：普利樂）
- 蘭索拉唑Lansoprazole（藥品名：普托平）
- 雷貝拉唑Rabeprazole（藥品名：AcipHex）
- 埃索美拉唑Esomeprazole（藥品名：耐適恩）
- 泮托拉唑Pantoprazole（藥品名：Protonix）

抗酸藥物為何看似能發揮作用？

常規醫療治療胃灼熱／胃食道逆流的方式，主要是利用具中和作用的胃酸中和劑盡可能消滅胃酸「洪流」，或是使用如善胃得與普利樂等藥物讓胃酸之河本身枯竭，而非修復下食道括約肌這道「防線」，協助它正常發揮作用，而這種做法會導致無法發揮作用的下食道括約肌的臨床表現遭到輕忽。

這些藥物能夠減少胃酸量，達到胃酸無法逆流的程度，因此得以

讓下食道括約肌縮緊的運動增強劑

以運動增強劑為名的藥物，作用方式是讓下食道括約肌縮緊，將食物（及胃酸）以更快的速度推擠出胃部。就引發胃灼熱的實際原因而言，這似乎比較有點生理學方面的道理，不過這些藥物卻因為具有有害的副作用而受到管制。這些藥物中最先進的Propulsid，被美國食品藥物管理局從市場上下架，原因是經過數年的廣泛臨床使用後，這種藥造成許多人因此面臨可能致命的心臟衰竭的威脅，受害人數之多，令人難以接受。如同新藥經常發生的情況，在這種藥物的臨床試驗期間，這些問題並不明顯，然而一旦藥物對大眾開放，有千百萬民眾開始服用該藥物後，這些問題便隨之浮現。

暫時緩和胃灼熱的症狀，同時預防胃食道逆流所造成的傷害。胃酸中和劑只是適度地減少胃酸，通常足以平撫胃灼熱所帶來的不適，效果能夠持續一、兩個小時；效力更強的抑酸劑則能使胃酸分泌減少多達90%以上，讓胃酸基本上從胃裡消失，作用時間長達超過二十四小時。

酸vs.鹼

酸與鹼是化學世界中的陰與陽。科學家測量某物質的相對酸鹼度，是以pH值做為衡量標準。pH值的範圍是由零（最酸）到十四（最鹼），pH值等於七則被視為中性。

測量pH值的常用方法，包括使用石蕊試紙或pH試紙，這兩種試紙經過化學物質的處理，會隨著所接觸物質的相對酸鹼度而改變顏色。在需要快速得到精確的數值時，則通常會使用能夠直接讀取數值的酸鹼度電子測定計。

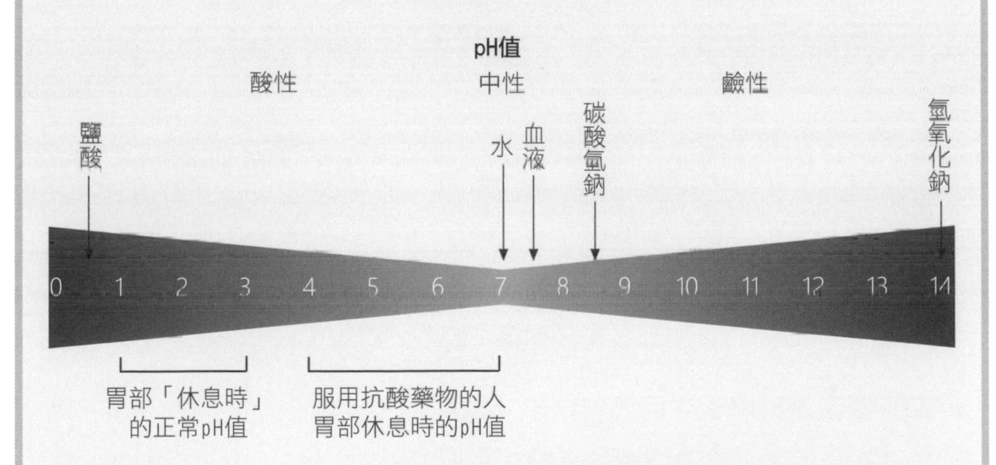

在胃裡生成的鹽酸，它的pH值是〇・八，是一種酸性極強的強酸。鹽酸是在胃黏膜中透過氫（H+）與氯化物（Cl-）離子的結合而形成。

強度相同的鹼物質如氫氧化鈉（又稱為鹼液或NaOH），pH值接近十四。將這樣東西放在手上，就像用手拿純鹽酸一樣，會受到同樣嚴重的灼傷。氫氧化鈉因為極具腐蝕性，因此被廣泛用於暢通浴室與廚房的排水管。另一種大家所熟悉但鹼度溫和許多的鹼物質是碳酸氫鈉，又稱為小蘇打。

一般而言，我們的身體通常較能接受pH值較接近中間的偏中性化學物質。水的pH值是七，正好位在中央；血液則傾向弱鹼性（pH值為七・四）；胃部「休息時」，或說介於兩餐之間時的pH值，通常介於一到三之間。
如果將化學性質對立的物質加以混和（例如：酸與鹼），這些物質通常會彼此中和。假設我們將兩種pH值對立的烈性物質加以混和，例如：鹽酸與氫氧化鈉（請不要在家嘗試），引發的化學反應會生成NaCl＋H_2O，更清楚地說就是食鹽＋水，或說是鹽水，它的pH值是七。
人們所想出用來緩解胃灼熱症狀的最早方法之一，就是吞食鹼性物質，以中和惱人的胃酸。當然，我們不會想要喝鹼液，但是碳酸氫鈉能夠發揮很大的作用，不只會生成鹽水，還會製造出二氧化碳氣體。這些二氧化碳可能讓我們產生腹脹感，導致我們打嗝（打嗝後，胃脹氣和胃灼熱就會暫時得到舒緩），因為它們會充斥胃部，而後往回經由食道排出。

如果能讓症狀消失，抑制胃酸有何不可？

胃酸中和劑與抑酸劑會將胃灼熱的症狀減少到最低程度、降低胃食道逆流的風險、有助於治療潰瘍，此外，常規醫療人士一般都認為這些藥品十分安全。用這些藥物來抑制胃酸真的有關係嗎？會造成什麼傷害？我們認為這種情況確實值得重視，有好幾項重要原因：

- **這些藥物會破壞天生的腸胃環境**。雖然抗酸藥物普遍被認為是安全的並具有良好的耐受性，但由於它們的獨特本質，這些藥物會為腸胃的內部環境帶來深刻的改變。數十年來的研究已經證實，胃酸量極少（不一定是藥物所造成）長期而言可能有害，會導致消化不良、吸收能力差及營養失調等問題，甚至可能因而容易感染各種嚴重疾病。
- **抗酸藥物所帶來的緩解是短暫的**。唯有持續抑制胃酸分泌，胃灼熱症狀才不會復發，又唯有繼續服用這些藥物，胃酸才能一直受到抑制。

如果停用這些藥物，就得面臨胃灼熱復發的危險，有時症狀甚至會變得更嚴重。人們為了避免胃灼熱復發，每天都服用抑酸劑或胃酸中和劑，一次就得持續許多年，這種情況十分常見。

- **這些藥物無法治療胃灼熱，只能短暫緩解症狀。**不論是抑酸劑或胃酸中和劑，對於治療胃灼熱或胃食道逆流都沒有絲毫幫助。它們只能短暫緩解主要的症狀，亦即胃灼熱。在今日的西方常規醫療體系中，緩解症狀是大多數疾病的標準治療對策——抗生素可能是例外。現今市售的藥品，很少能夠實際用於治療任何疾病（即使抗生素的「療效」，也是自然醫學執業人士的討論話題。延續十九世紀貝尚〔Bechamp〕與巴斯德〔Pasteur〕之間的經典爭論，許多人都認同貝尚的觀點，認為感染只是免疫系統的潛在缺陷或失調的一種症狀，抗生素對此毫無治療作用）。
- **這些藥物對於消除刺激因子可能十分有效，但是就病因而言，這些藥品卻完全沒有抓住重點。**我們可以將減酸療法想成像是在洪災之後將河水抽乾，但對實際造成洪水氾濫的堤壩缺陷卻從未加以修補。請注意美國胃腸科醫學會在處理關於「治療」的問題時，是多麼「謹慎小心」——雖然他們在使用這兩個字時態度相當不嚴謹。有病患表示，當他詢問到是否有任何東西能夠實際消除他惱人的胃灼熱症狀時，美國胃腸科醫學會表示：「對胃灼熱症狀輕微的病患來說，簡單改變生活方式可能會改善症狀。然而，症狀或食道損傷較嚴重的病患一般需要接受長期藥物治療或手術，胃灼熱症狀才會痊癒。胃食道逆流的治療方式類似高血壓，***藉由藥物治療可以控制疾病，但唯有定期服藥才能夠發生作用。至於那些無法透過藥物治療獲得適當症狀緩解與效果的病患，唯有透過強化下食道括約肌的抗逆流手術，才提供了治癒的可能性。***（斜體加粗字為作者所加，以幫助讀者抓出該學會的觀點）」顯然從他們的觀點來看，唯一「真正的」治療只有手術，而非使用藥物。

- **我們可能變得會受到抗酸藥物的影響，或至少開始依賴這些藥物。**這些藥品只有在我們持續服用期間才會發揮作用，停止治療通常會引發胃酸「回彈」，唯有透過服用更多抑酸劑，才能夠抑止這種情況。雖然這種回彈的情況一般持續時間很短，最多只有幾天而已，但在人們能夠透過回頭服用抑酸劑，迅速壓下這種回彈的情況時，有多少人願意「就這樣捱過去」，忍受胃灼熱的痛苦？雖然確切而言這並非真正的上癮，但是一旦這種循環展開，我們幾乎無異於抑酸「成癮」。

對於有胃灼熱症狀的人而言，這項對策大有改進的必要，但對製藥公司來說，這種做法卻有大利可圖。如果這些藥物能夠實際治癒胃灼熱／胃食道逆流疾病，他們根本無法透過販賣僅能提供短暫舒緩症狀效果的藥品，賺取到媲美現在的利潤。

以自然的方式消除真正的病因

一種更明智卻會減少獲利的做法，是處理這項問題的根本原因，然後大家將不再為胃灼熱與消化不良所苦，也不再受制於普利樂、善胃得等神丹及它們的同種類和下一代藥物。治癒某種疾病代表解決了這項問題的成因；疾病如果被治癒，不會治療一停止隨即復發。治癒疾病代表消除了我們最初罹患胃灼熱的原因，而非只是壓制住它的症狀。

若是採取針對病因的治療方法，消化不良的症狀幾乎都能消除，而針對病因處理的一個結果是，**整體健康情況也會隨之改善。**若有適當的環境及足夠的自癒時間，受到刺激或損傷的下食道括約肌通常能回復到正常的健康狀態，進而消除胃灼熱的症狀。即使較為嚴重的胃食道逆流疾患，一般（但並非全部）也能因為採取這種治療方法而受到控制。

透過適當的診斷、消除致病因子、食物過敏與敏感、毒素（包括咖啡因、尼古丁和酒精），接著服用各種天然物質，包括胃酸本身的補充品（幾乎在所有案例中都是如此），上述一切都能夠達成。在適當的時機審慎應用這些療法，搭配某些飲食與生活方式的改變，能夠幫助消化功能恢復正常，使腸胃道環境回復幾近正常的狀態，讓消化不良、胃灼熱及甚至胃食道逆流的毛病永久消失。

如果這聽起來像是在說「治癒」，對許多人來說確實是如此。他們的消化不良與（或）胃灼熱／胃食道逆流症狀一旦消失，就是**永遠消失**。他們可能不再需要繼續進行某些自然療法，更不用說服用普利樂或坦適錠了。然而，經過實際檢驗而被發現有胃酸不足問題的人（請記住，在那些有消化不良問題的人當中，這種人占了極大多數），如果繼續隨餐服用胃酸補充品，可以從中獲益，整體健康狀況也會因此獲得改善。**這項特別、溫和又自然的解決方案，是在補充身體缺失的某樣東西，避免使用身體難以消化的合成化學物質。**

治療胃酸不足，其他疾病也好了

身為一名執業超過五十年的醫師，我見識過胃酸不足長期下來所能造成的傷害。

我曾治療過成千上萬名來泰奧馬診所就診的病患，他們患有各種不同的病症，包括類風濕性關節炎、兒童氣喘、第一型糖尿病、骨質疏鬆症、慢性疲勞、抑鬱症及其他許多疾病，結果卻意外發現他們全都有個**共同點**：胃部的胃酸分泌量都不盡理想。在許多案例中，我們利用安全、價格低廉的胃酸補充品、胃蛋白酶與其他消化酵素，以及胺基酸、維生素、礦物質和植物性藥物等，來恢復正常的胃部功能，藉此得以幫助病患緩和或甚至消除他們的病症，而這種做法幾乎毫無引發危險副作用的風險。

無可否認的，胃灼熱與其他疾病可能是胃酸太少所造成，因而可以透過吞服更多胃酸來加以治療。這種想法與現今的醫學教學內容及實務完全對立，但情況卻並非一直是如此。幾乎沒人注意過的醫療事實（其中許多案例蒐集自一九二〇、一九三〇與一九四〇年代）顯示，胃酸不足的情況不成比例地出現在患有各種嚴重疾病的人身上。這些科學證據年代久遠，卻仍舊十分可靠，即使到今天，這些發現大多仍像當時一樣站得住腳。

然而，不論這些發現的年代是遠是近，這類觀點都與常規醫療見解不符，而許多常規醫療見解都是製藥公司為了擁護他們值錢的抑酸劑所四處傳播的。這項價值數十億美元的抗酸藥物特許經銷事業的存在，仰仗常規醫療見解完全維持原樣。

不過，事實的真相卻是：在這些疾病當中，有許多都能透過解決消化功能失常的問題而得到明顯的緩解。值得注意的是，對於有氣喘毛病的孩童，這項方案可以納入療法之中。我檢視數百件案例，發現來找我治療氣喘的孩童，當中有超過50%的孩子，只要讓他們的胃酸分泌恢復正常，再適當服用維生素B_{12}，無須使用任何支氣管擴張劑與皮質類固醇，他們喘鳴的情況便能夠得到治癒。想一想：**根除兒童氣喘的喘鳴症狀**耶！市面上沒有任何常規藥物療法，其醫治氣喘喘鳴症狀的效果能夠接近永久消除這種氣喘最可能致命的症狀。

患有氣喘的人一般會使用的皮質類固醇與支氣管擴張劑——通常得一輩子每天服用——其實並不會也無法治癒氣喘。這些藥物無法去除這種疾病的病因，只是抑制症狀罷了。然而，讓情況更糟的是，這些藥物還可能造成嚴重的副作用。

上述景況並不美好，卻對今日大多數醫師治療兒童氣喘的方式有精確的描繪。遺憾的是，他們的治療對策所依憑的觀點，對於大多數兒童氣喘的本質有著根本性的誤解（這種誤解已經存在了超過三百年之久，然而，最早在一本專論氣喘的英語書——一九六八年的《氣喘論文》中，就提出另一個觀點：「氣喘是升自胃部的胃氣。」更多氣喘和胃部的關係，詳見第六章）。**這些孩童患有氣喘的原因並非與氣管有關，他們的胃部才是肇因所在。**

針對症狀（喘鳴、支氣管發炎）加以治療，能夠快速提供短暫的緩解，但這麼做卻無益於除去病因，反而可能導致孩童開始「依賴」危險又昂貴的藥物，一直到青春期時氣喘「消失」（如同常見的情況）為止，或甚至這種依賴可能會持續終身。藉由解決病因，通常無需進一步的治療，症狀便會隨之消退，而且只要胃酸分泌量維持在理想狀態，加上持續供應維生素B_{12}，症狀就不會復發。這就是我們之所以能夠治好半數到診所求診氣喘的孩童喘鳴症狀的原因所在（我們知道患有氣喘的孩童並未持續服用胃酸中和劑或抑酸劑，但是許多因胃酸量本來就不足所引發的疾病，經由適當恢復胃部功能就能夠得到緩解或治癒，我們提到的情況只是其中一個例子）。

選擇掌握在你手上

如果你有消化不良或胃灼熱的問題，或是患有通常由胃酸分泌量不足與消化不良所誘發的疾病，以下哪種做法較為可取？是治療病因，還是服用藥物來抑制消化不良與胃灼熱的症狀，然後服用更多藥物來因應其他各種症狀？

答案看來很明顯，然而要常規醫療界放棄他們的胃酸中和劑／抑酸劑搖錢樹，還需要花上很長一段時間。

幸好你不必等到美國食品藥物管理局、美國醫學協會及其他許多掌控著現代醫學「常規觀點」（幾乎一直跟隨著製藥產業的路線）的那些有簡稱的機構，發現「他們做法中的錯誤」（這種情況永遠都不會出現，因為那些無法取得專利的天然酸、維生素、礦物質、胺基酸、藥草，以及可用於消除胃灼熱、消化不良症狀及治療相關疾病的其他補充品，他們從中獲取的利潤極低），你可以立即前往附近的健康食品專賣店購買你需要的所有東西，相較於根據處方購買普利樂、普托平或其他抑酸劑，前者所需支付的費用只是後者的一小部分。

不過，在你這麼做以前，我們建議你先閱讀過這本書，因為你會從中了解到：

- 製藥產業耗費數十億美元試圖說服大家「胃酸過多性消化不良」是胃酸過多所造成，縱使隨意看過幾篇討論這項主題的科學文獻，都能發現事實正好相反。
- 雖然胃灼熱的發作次數會隨著年齡而增加，但是胃酸分泌量卻不會如我們所預期般增加。事實上，大多數人的胃酸分泌量反而隨著年齡增長而減少。
- 濫用具有中和或緩解作用的胃酸中和劑，以及經常服用強效的抑酸劑，可能阻礙基本營養素的吸收，降低蛋白質、礦物質及一些維生素的吸收率。
- 因胃酸不足而造成的營養不良情況，可能在經過多年以後導致抑鬱症、骨質疏鬆症、關節炎及其他慢性的退化性疾病，以致生活品質下降，甚至最終可能縮短我們的壽命。
- 治療「胃酸過多性消化不良」的最好方法不是減少胃酸，而是（幾乎總是如此）增加胃酸。

- 用以替代自生（自體製造的）胃酸的酸替代物，既安全、價格又低廉，例如：甜菜鹼鹽酸與麩胺酸鹽酸，能夠強化吸收，使得胃灼熱、消化不良、腹脹與脹氣等問題最終消失無蹤。
- 適當運用酸替代物，能夠提升基本營養素的消化與吸收狀況，加上天然的補充性消化酵素，以及毒素與過敏原的去除，有助於增進健康，對於胃酸分泌量不足所引發的一長串疾病，也能夠減少相關症狀的發作機率。
- 對許多人而言，導正自然且逐步發生的「隨著年齡漸增而出現的消化功能衰退情況」，有助於恢復活力與促進健康，並因此延長壽命。

注意事項

胃灼熱症狀通常是無害的，但如果你時常為其所苦，每次都持續長達數月或甚至數年之久，這就可能是疾病的徵兆，例如：胃食道逆流、食道炎、食道潰瘍或巴瑞特氏食道症（Barrett's esophagus）——巴瑞特氏食道症是一種很嚴重的疾病，可能導致足以致命的癌症。因此，我們不斷建議大家，治療胃灼熱症狀應該進行的第一步，就是諮詢醫師，醫師能夠在排除了那些嚴重的疾病的可能性後，引導、支持你以自然的方式治療胃灼熱／胃食道逆流症狀。在本書的最後一章，我們會告訴你如何找到內行的醫師（二〇六頁）——在你說出「胃灼熱」或「消化不良」等字眼時不會不假思索地就伸手去拿普利樂。

Chapter 2

胃酸是我們的朋友
——重新認識胃酸的必要性——

置身於議論胃酸過多性消化不良及胃酸過多的所有媒體喧囂聲當中，讓人很容易輕忽一項惱人卻顯而易見的事實：**胃裡之所以有胃酸，是因為它應當出現在那裡。**胃酸並不是在人們享用過義式辣味香腸披薩後，胃部用來懲罰大家的某種令人困擾的物質。胃酸在消化過程中扮演著各種極為重要的角色。沒有胃酸，我們的消化狀況及整體健康注定會有所損傷。本章就是在探討胃酸所扮演的一些主要角色。

促進關鍵營養素的消化與吸收

許多營養素，例如：蛋白質的胜肽與胺基酸成分、礦物質（包括鐵、銅、鋅與鈣），以及維生素B_{12}與葉酸，它們的消化與吸收全都仰賴適量的胃酸。胃酸是透過完美調整胃部的pH值（酸鹼平衡），以及刺激胃部自身的消化酵素（亦即胃蛋白酶）發揮作用，來達成這項目的。如果因為胃酸不足使得早、午、晚餐無法消化，我們就無法吸收來自大自然的那些食物當中的營養素。如果我們因為消化不完全而長期營養吸收不良，如何能期望自己一直維持健康？

消化存在的目的，是將完整的食物分解成其中所蘊含的各種營養成分，使其可以輕易地被吸收進入血液之中——我們的胃透過許多重要的方式開啟了這項過程。就許多必要營養素而言，這項分解程序的發生只有在**範圍狹窄的相對酸度**內，才能夠達到最佳效率。如果胃酸太少，分解營養素、使得營養素變得易於吸收所必需的正常化學反應，可能就無法發揮最大的效能。這種情況一旦持續很長一段時間，可能會導致**選擇性營養失調**的情況，進而可能對各種重要的身體功能產生不利的影響，而且其中許多功能根本已經脫離消化系統的範圍。

隨著時間流逝，這可能會引發各種疾病，例如：貧血、骨質疏鬆症、心血管疾病、抑鬱症與其他許多病症（如果有某位女性患有骨質疏鬆症這種骨質不斷流失的疾病——部分是因為鈣質吸收不良——結果她的胃酸量卻是正常而非過低的話，我們的護士與技師總會感到訝異，因為這實在太少見了）。在另一個極端的狀況，胃酸太多確實可能侵蝕掉消化道的組織，導致潰瘍的發生，但如同前文所提到的，真正長期胃酸過多的情況十分罕見。

預防胺基酸不足與減少食物過敏

胃蛋白酶是蛋白質初期消化達到最佳效果所必需的酵素，而在食物的攝取過程中，胃酸分泌會刺激胃蛋白酶的生成。如果抑制胃酸分泌量，胃蛋白酶的分泌量也會隨之降低，結果就是蛋白質不會被分解成它們的組成分子——胺基酸，以及由兩個以上胺基酸所連結而成的胜肽。隨之而來的，就是許多必需胺基酸（身體無法自行製造，而必須自外界來源中獲取的胺基酸，包括苯丙胺酸與色胺酸），以及「非必需」胺基酸酪胺酸，都會因此而有所缺乏，進而可能導致慢性抑鬱症、焦慮症、失眠症及其他惱人或危險的長期不適症狀。

此外，逃脫被胃蛋白酶消化命運的蛋白質，也可能進入血液中；在健康的腸胃道中，一般不會發生這種情況。同時，對於血液或其他組織中「外來」蛋白質的存在，身體通常會出現排斥反應，隨之而來的免疫反應，類似身體調動它強大的防禦機制（例如：T細胞、B細胞與抗體），來消滅病毒或細菌感染症狀時所會發生的情形。如此一來，我們的胃部消化不充分（加上胰臟作用不足），可能導致食物過敏的情況逐漸增加。由於尚未完全了解的原因，雖然遺傳是一項要素，但是患有自體免疫疾病，例如：紅斑性狼瘡、類風濕性關節炎、第一型糖尿病、葛瑞夫茲氏症（Graves’ disease）及其他多種疾患的人，經常有胃酸的分泌量低及消化不良的情況，他們也會有許多食物過敏的症狀，使得他們的病症雪上加霜（胃酸過低在自體免疫及相關疾病中所可能扮演的角色，在第六章中有進一步的討論）。

預防細菌與真菌增生

下述的事件雖然極端卻十分發人深省：數十年前，印度的公共衛生官員調查為什麼在霍亂蔓延地區的某個村莊，有些人並未感染這種疾病，而其他人卻患病。他們發現在那些維持健康的人當中，有更多人胃酸的分泌量正常，而那些患病的人則通常並非如此——顯然是強力的胃酸殺死了霍亂的病菌，防止它們在整個腸胃道中「建立殖民地」（並且造成損傷）。

大多數細菌在酸度高的環境中都無法存活很久。雖然在腸胃道酸度較低的區域裡——口腔、食道、小腸，尤其是大腸（結腸）——可以找到大量細菌，但是胃部因其天然的酸度，大多維持在無菌狀態。

隨著胃酸壁壘開始瓦解（如同服用抗酸藥物或罹患某些常見病症後可能發生的情況），胃部會在兩個方面變得難以抵禦細菌的入侵。

首先，在其他情況下十分「友善」的細菌通常是舒適地生活在小腸裡（它們在那裡具有幫助消化的作用），如今，這些細菌卻發現了鹼度更高、威脅性更低的胃部環境，它們可能因此向上遷移到胃部，在那裡繁衍，占據這片曾經被禁止造訪的區域。

在此同時，一般細菌也不斷且無可避免地經由鼻子與口腔進入身體內。通常它們很快就會來到胃酸池去見上帝，但是在胃酸不足時，這些微生物中有很多可能會又存活一天進行繁殖，同時造成感染。經由這些途徑進入身體內的大多數細菌較為無害，雖然可能對某些營養素的消化造成干擾，在某些案例中也可能引發如腹瀉、便祕與胃痛等症狀，卻很少造成嚴重的困擾。不過，有些微生物，包括沙門氏桿菌、大腸桿菌某些極度致命的菌株及前述的霍亂弧菌，如果胃酸過低而使得它們在胃部區域建立據點，就可能引發嚴重疾病，甚至造成死亡（胃內強大的胃酸壁壘對人們健康的重要性，在第五章中有進一步的討論）。

胃酸分泌量太低會發生什麼事？

直到較近期，醫師們才不再那麼關注胃酸量多的影響，而將更多注意力放在胃酸量過低的長期影響上。已有充分證據證明胃酸分泌會隨著年歲漸增而減少：

從十九世紀晚期到二十世紀中期，經常有研究人員提出報告，表示罹患無酸症的人數隨著年齡而增加，二十歲的人中大約有4%，而六十歲的人中則高達75%；無酸症即近乎或完全沒有胃酸，又名「胃酸缺乏症」與「胃酸過低」，也稱為「胃酸過少症」。根據一九四一年某位胃酸研究審查人的觀察：

> 比起其他任何胃部分泌的變化，無酸症或胃酸缺乏症更可能是胃部疾病的證明……*已知沒有任何疾病能夠導致真正的胃部胃酸過多症狀*（許多罕見疾病，例如與胃酸過多有關的左─艾二氏症候群〔Zollinger-Ellison syndrome〕，在一九四一年時尚未為人所知）……胃酸與胃蛋白酶濃度的病理變化，*無不是朝著減少的方向*（斜體為強調之用）。

近期在一九九六年，有位英國醫師檢閱與年齡相關的腸胃道疾病，提出胃酸的產量通常會隨著人們變老而下降，原因在於製造胃酸的細胞有所減少，這種情況稱為「機能性萎縮胃炎」或「胃部萎縮」。此外，六十歲以上的「正常」、健康人士——沒有胃灼熱症狀——有很大一部分患有機能性萎縮胃炎。

機能性萎縮胃炎是「與年齡相關」的胃酸量逐漸減少情況的主要發生原因。許多研究都證實，患有機能性萎縮胃炎的人特別容易罹患超出胃部與食道範圍外的多種嚴重病症。這些病症包括：

- 重要維生素、礦物質與胺基酸吸收不良
- 蛋白質消化不良
- 過敏
- 兒童支氣管性氣喘（機能性萎縮胃炎「與年齡相關」的明顯例外）
- 抑鬱症
- 惡性貧血

- 胃癌
- 胃部與小腸內細菌增生，隨之併發各種症狀，例如：胃灼熱、「脹氣」、便祕、腹瀉，以及染上可能致命傳染病的機率增加，比如霍亂與沙門氏桿菌
- 皮膚病，包括各種形態的痤瘡、皮膚炎（發癢、泛紅、腫脹）、濕疹及蕁麻疹
- 膽囊相關疾患（膽結石）
- 類風濕性關節炎
- 紅斑性狼瘡
- 葛瑞夫茲氏症
- 潰瘍性大腸炎
- 慢性肝炎
- 骨質疏鬆症
- 第一型（胰島素依賴型）糖尿病
- 老化加速

動不動就吃胃藥的風險

假若胃酸這麼重要，而且胃酸分泌量長期過低可能讓人們罹患慢性病，服用以讓胃酸更加短缺為唯一目的的藥物，是否有任何意義？

科學研究至今仍無法提供決定性的證據，可證明服用抑酸劑會引發機能性萎縮胃炎。然而，已有許多報告顯示，服用普利樂有時可能導致罹患胃酸缺乏症，而且在停止服用該藥物後，相關症狀仍會持續超過兩年的時間；更何況，**即使這種藥物沒有對胃裡製造胃酸的細胞造成破壞，仍可能形成一種相當於胃部功能萎縮的長期狀態**。換句話說，疾病

與藥物兩者達成了同一項成就：它們都使得胃部酸度大幅降低到遠低於正常的程度。

我們知道，在罹患普遍常見的機能性萎縮胃炎，胃酸量因而受到抑制數十年後，可能會發生什麼事。但是，如果胃部功能萎縮是因為服用今日的強效抑酸劑數十年所造成，進而讓胃酸受到數十年的抑制，又會出現什麼情況？沒有人知道明確的答案，畢竟普利樂受到廣泛運用才僅僅數年的時間，而普托平、Aciphex、Protonix與耐適恩則是更新的藥物。隨著這些藥物變得更受歡迎，因藥物所導致的持續性胃酸過低狀況開始邁入第二與第三個十年後，大家是否會目睹胃癌、關節炎、骨質疏鬆症或其他嚴重疾病的發生率攀升？我們認為這是很有可能發生的情況，不過為了達到「科學上的準確性」，我們必須說沒有人知道明確的答案。

然而，究竟為什麼要冒這種風險呢？

Chapter 3

從口到胃的消化之旅
——上腸胃道的運作方式——

對於消化系統的運作方式，大多數人都只有很模糊的概念。我們知道，在將食物放入口中並加以咀嚼及吞嚥後，食物會往下進入胃部，而消化過程結束後的殘留物，則終將透過排便的形式排出體外。大家可能對高中科學課的教學內容還留有印象，記得腸胃道是消化作用發生的地方——那基本上是一條中空的管道，以口腔為起點，以肛門為終點。雖然腸胃道之名是得自於其所涵蓋的兩個最重要部位（胃部與腸道），但腸胃道實際上是由更多不可或缺的結構所組成圖3-1。

大多數人也都對以下描述有籠統的了解：我們吃進嘴裡的東西不只會從身體的另一端排出，還會進入身體的其他部位，為骨骼、肌肉、神經、血液及其他每個器官、組織與細胞提供養分。俗話說：「人如其食。」這句話至少有一定程度的正確性。我們所吃的食物在腸胃道中轉變了形態，接著很快便成為自己身體親密無間的一部分——身體內每個細胞的構成原料，最初都是存在於外界的某處。

透過消化這項過程，食物在腸胃道中受到**機械**與**化學**兩種作用所

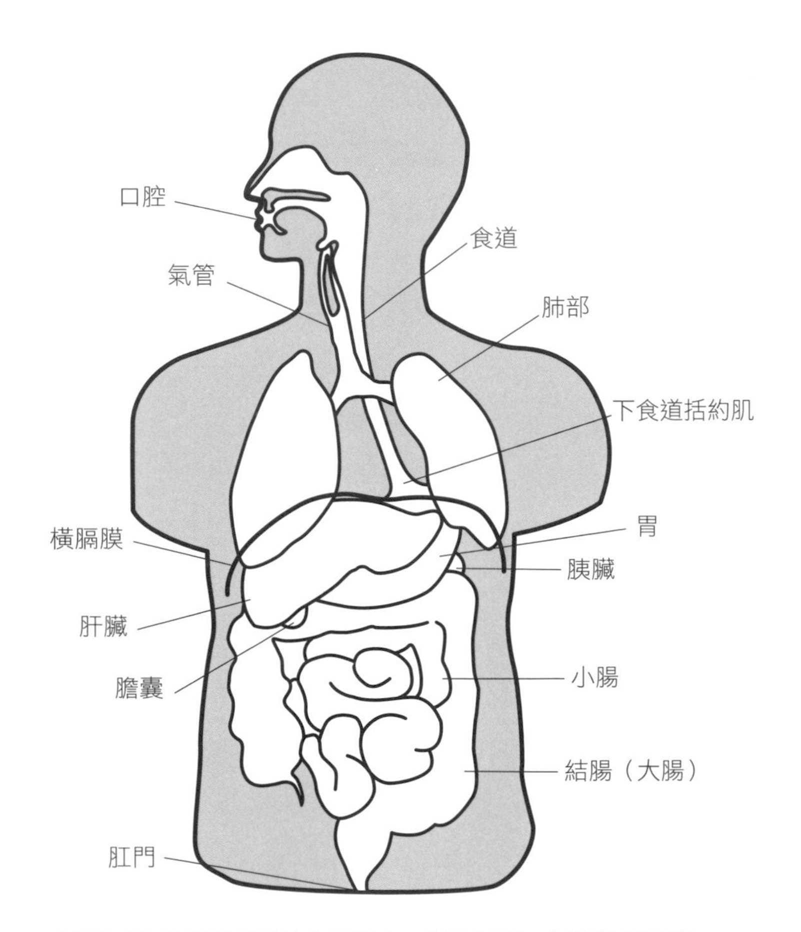

【圖3-1】腸胃道系統的主要器官，以及肺部、氣管與橫膈膜。

分解，營養素因而得以從食物當中被萃取出來，吸收進血液之中，而後分配至身體各部位以滿足各種目的，使我們能夠繼續活蹦亂跳。

雖然人們經常視其為理所當然，但是消化作用牽涉到許多不同的酸、酵素、鹼性物質、荷爾蒙與其他不勝枚舉的物質，以及這些物質彼此間高度複雜而又妥善協調的相互作用。當這些物質在剛好的時間以剛好的分量被製造出來並釋放，消化作用便會在暗地裡不受人注意地完美進行。不過，如果有某樣事物破壞了這項平衡，例如胃酸不足，這可能造成健康方面的深遠影響，出現的後果可能是胃部不適或胃灼熱，但也可能導致胃部本身以外的問題。

在本章中，我們將重點放在消化過程中一個很小卻極度重要的階段上，這個階段發生在有時稱為「上腸胃道」的區域裡，而上腸胃道則包括了口腔、食道與胃部。上腸胃道的作用方式就像是消化系統的某種待命區，食物是在這裡被解體成可處理的小碎塊，被軟化，變得潤滑，而後液化。在此同時，蛋白質、胺基酸、礦物質與其他營養素，也被從食物當中萃取出來並進行處理，讓這些物質處於最佳的可利用狀態，以供稍後發生的消化與吸收的後續步驟所運用。這個階段出現的任何中斷，都會被身體感受到，影響也會擴大到隨後的階段。

口腔：消化過程的起點

消化過程開始於口腔，在口中咀嚼的這項行為，可將食物瓦解成體積較小、更易處理的碎塊，並將其與唾液混和。食物一進入口腔（或甚至對巴夫洛夫〔Pavlov〕的仰慕者來說，只要看見、聞到或想到食物），唾液就會分泌，將食物潤濕，並展開分解澱粉的過程。

唾液也能夠幫助食物變得潤滑，讓食物得以更輕易地通過下一段旅程，亦即食道。

食道：將食物推進胃部的肌肉管道

食道這條由肌肉所構成的管道，以喉嚨後方為起點，下端與上胃部連結。基本上，食道就是一條光滑的內管，內部布滿脆弱的上皮細胞。這條內管由肌肉組織所層層圍繞，在人們吞嚥時，食道肌肉的反應是開始進行有節奏的連續收縮，也就是「蠕動」，從頂端開始往下朝胃部方向收縮 圖3-2 ，其結果就是將食物推進胃裡。

分享給那些喜歡統計數據的人：吞嚥的食物須耗費大約六到八秒才能夠穿過整條食道進入胃部；食物的平均推進速度為大約每秒兩、三公分。

下食道括約肌是食道與胃部連接處的防護閥門。為了讓食物能夠從食道通往胃部，下食道括約肌也必須放鬆。因此，在食物到達食道下端時，下食道括約肌會相當迅速地鬆開，接著又快速收緊，對胃部的內容物發揮阻擋的作用，以免胃內容物往上逆流（名符其實地「回流」）進入食道。這項阻擋作用十分關鍵，原因在於——食道內壁的細緻組織無法承受會出現在胃裡的刺激性消化液。

在下食道括約肌處於正常靜止模式時（亦即沒有任何吞嚥行為，胃裡也幾乎沒有食物的情況下），其平均壓力約為二十毫米汞柱（mm Hg），這代表必須施以二十毫米汞柱的反壓力才能將它撬開。在人們

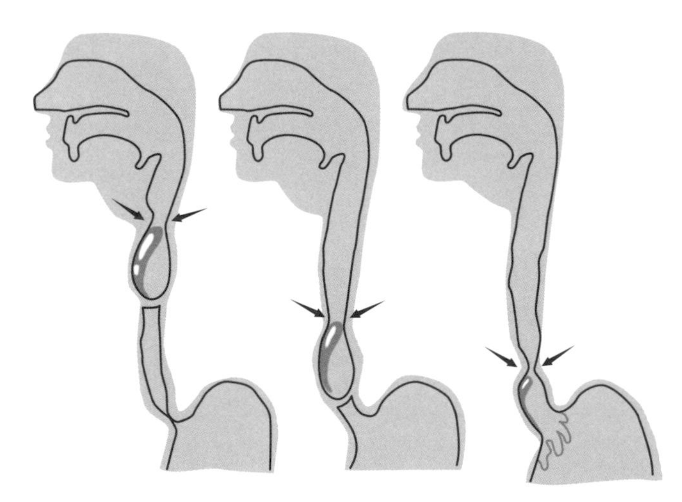

【圖3-2】蠕動作用將「一團」食物從口腔推往胃部。下食道括約肌一直保持緊閉，直到食物接近食道與胃部的連接處時，下食道括約肌才會短暫開啟，讓食物得以通過。

吞嚥後大約一・五到二・五秒，下食道括約肌的壓力會下降（放鬆），並且維持在低點六到八秒。同時，胃部收縮會增加胃內的壓力，致使下食道括約肌收緊，防備逆流的情況出現，以保護食道。

在胃灼熱／胃食道逆流的案例中，問題很少與下食道括約肌的壓力處於靜止狀態時偏低有關。研究人員發現，通常是在出現低壓波動現象而導致下食道括約肌的壓力短暫下降時（亦即所謂的暫時性下食道括約肌鬆弛症狀），逆流才因此發生。

暫時性下食道括約肌鬆弛與吞嚥全然無關。醫學尚未完全明瞭其中的原因，這種鬆弛現象是單獨發生，且其間隔時間不僅因人而異，在同一個人體內的發生間隔更是時常在變化。大多數逆流現象都是發生在暫時性下食道括約肌鬆弛期間，而經常受逆流症狀所苦的人也會面臨更高的風險——發展出逆流性食道炎或其他更嚴重的病症。

胃：處理、消化、萃取並轉移食物的囊袋

我們的胃部不僅體積大，且具有囊狀的肉質結構，極適於攪拌一定分量經過咀嚼後吞進肚裡的食物，將食物與強酸、酵素及其他消化液混和，融合成軟糊的液態物，亦即所謂的「食糜」。

一般認為胃部分為數個主要區域，包括賁門、胃底、胃體、胃竇與幽門。胃部上端（賁門）連接著食道，下端則與十二指腸相連（幽門）。經由十二指腸，胃部才得以連通小腸圖3-3。

胃具有四項基本功能：

- **儲存處所：**胃能夠短暫儲存我們所吞嚥的食物，這個功能讓我們得以在較短的時間內享用完豐盛的一餐，之後再加以處理。

- **處理食物：**胃能夠將食物研磨成液狀，再與各種消化液混和在一起。
- **萃取營養素及消化：**胃部是萃取並消化蛋白質及多種維生素與礦物質的起點。
- **移轉功能：**在胃內容物達到合適的稠度時，胃就會開始將食糜經由十二指腸送入小腸，而後消化與營養吸收的主要工作便在小腸展開。

胃黏膜是由六種基本的細胞所構成，每種細胞都會分泌一種以上的重要物質：

- **壁細胞（位於胃體和胃底）會分泌鹽酸：**這種極強酸會作用於許多反應中，能使胃內pH值（胃內酸度）降低至最適於消化與吸收營養素的範圍。主要負責製造胃酸的細胞機制是所謂的氫離子幫浦，而名為「氫離子幫浦抑制劑」的藥物能夠將這個幫浦關掉，使得胃酸的分泌

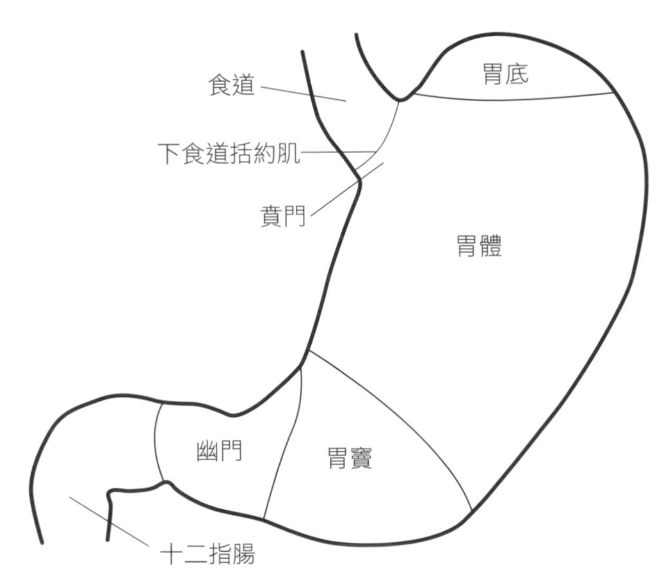

【圖3-3】胃部簡圖，顯示胃的主要區域與相連的器官。

量減少超過90%。壁細胞也會分泌內在因子(intrinsicfactor,一種醣蛋白,能與維生素B_{12}結合成一種複合物,這種複合物對蛋白質水解酶有很強的抵抗力,可防止維生素B_{12}被分解破壞),這種物質是吸收維生素B_{12}所必需。

- **主細胞會分泌胃蛋白酶原:**在鹽酸的幫助下,胃蛋白酶原能夠轉變成分解蛋白質的酵素,亦即胃蛋白酶。
- **G細胞會分泌胃泌素:**對於壁細胞所分泌的鹽酸與主細胞所分泌的胃蛋白酶原,胃泌素這種極重要的調節激素能夠調整這兩種物質的釋放。胃泌素也能刺激胃部肌肉收縮,促進胃黏膜的生長。
- **類腸嗜鉻細胞會分泌組織胺:**這是類腸嗜鉻細胞對於胃泌素的刺激所做出的回應。
- **黏液細胞會分泌黏液:**除了幫助潤滑與液化食物,黏液也有助於保護胃黏膜免於受到具腐蝕性的胃內環境所傷害。
- **D細胞會分泌體抑素:**這種荷爾蒙能夠在胃內pH值降低時,減緩胃泌素的分泌速度,幫胃裡的食物處理過程踩剎車。

胃酸分泌

當前的科學知識告訴我們,**胃酸分泌受到三種不同的物質所控制:乙醯膽鹼、胃泌素與組織胺。**

- 乙醯膽鹼是一種神經傳導物質,這種類激素物質能夠在神經系統內,以及神經與肌肉細胞之間傳遞資訊。這種透過乙醯膽鹼對胃酸分泌進行的神經控制,源自腦部的衝動會促使乙醯膽鹼釋放到壁細胞上,進而讓胃部在人們看見、聞到或甚至想到食物時開始分泌胃酸。
- 胃泌素能夠透過兩個管道刺激胃酸分泌:直接刺激壁細胞,壁細胞會以不斷分泌酸分子做為回應；更重要的是，胃泌素能夠促使類腸嗜鉻細胞分泌組織胺。

- 接著，組織胺便會刺激壁細胞釋放鹽酸。壁細胞上與組織胺結合的位置稱為「H_2受體」。促使胃酸分泌的刺激，主要便來自於組織胺在H_2受體上的作用；名為「H_2受體阻斷劑」的藥物，包括善胃得、泰胃美、保胃健與愛希，能夠防止胃泌素刺激H_2受體，大幅減少胃酸分泌。

食物進入胃裡會發生什麼事？

當嚥下的食物通過下食道括約肌進入胃裡，會刺激具高度協調性的一連串事件發生，這些事件的目的是使消化作用完美進行圖3-4：

- 胃黏膜稍微撐開。
- 神經纖維感應到前述情況，便指示G細胞開始分泌胃泌素。
- 胃泌素對壁細胞造成刺激，使得胃酸的分泌與釋放因此增加。在此同時，胃泌素也會刺激類腸嗜鉻細胞分泌組織胺，而後組織胺又刺激壁細胞，致使胃酸的分泌與釋放再度增加。
- 除了胃酸，壁細胞會同時釋放出名為內在因子的物質，這種物質是吸收維生素B_{12}所必需。
- 胃泌素也會促使胃黏膜中的主細胞釋放胃蛋白酶原。
- 如果有足夠的鹽酸存在，胃蛋白酶原便能夠轉變成胃蛋白酶，而胃蛋白酶是負責將蛋白質分解成胺基酸的主要酵素（當胃部的pH值在四以下時，胃蛋白酶原轉變成胃蛋白酶的效率最佳。萬一pH值升至五以上，酸度降低，胃蛋白酶原會失去活性，不會形成胃蛋白酶）。
- 在這一切進行時，胃泌素會同時指示胃部肌肉開始攪拌研磨，促使胃

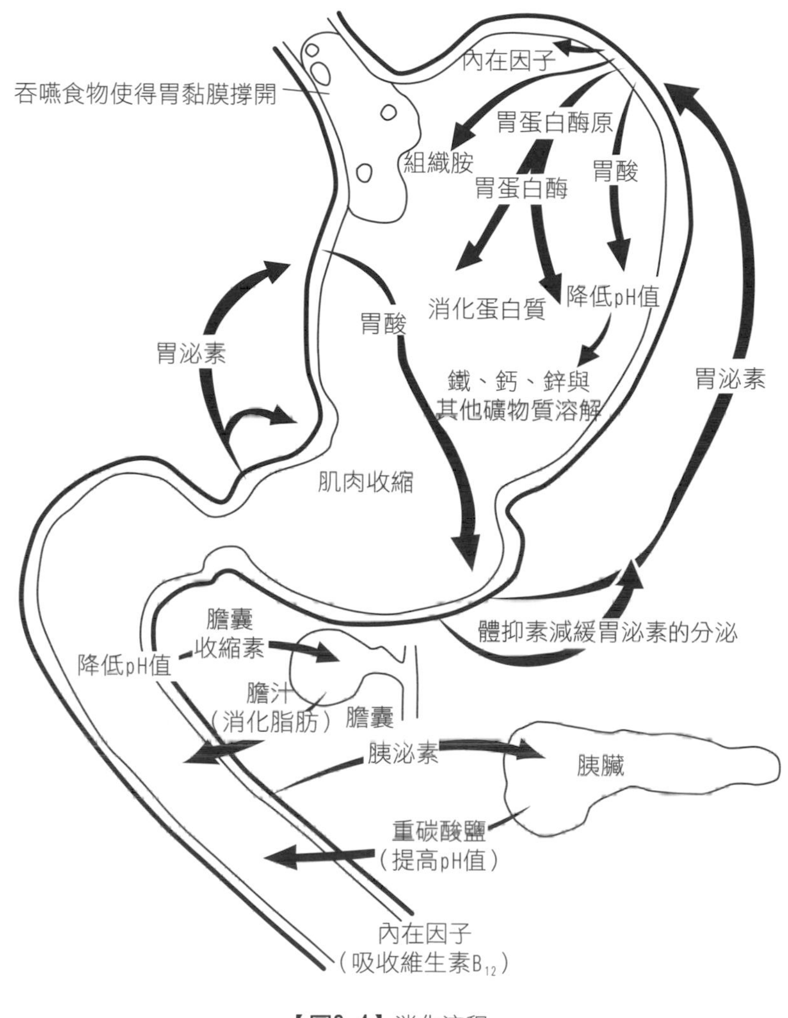

【圖3-4】消化流程。

內容物混和並往下移動。一旦胃內容物（食糜）「充分酸化」，蛋白質與其他許多維生素和礦物質的處理過程，便能夠以最佳的速率繼續進行。

- 待食糜抵達下胃部，pH值開始升高，消化與吸收作用因此得以在小腸裡發生。胃的酸度在下胃部（亦即胃竇與幽門）會降低。這種情況的出現來自於兩項主要機制。第一，現有的酸會刺激在胃竇的D細胞開始分泌「體抑素」這種激素。體抑素回饋至G細胞，因此減緩了胃泌素的生成。胃泌素減少，代表組織胺變少，壁細胞的胃酸分泌量也隨之降低。第二，接觸到十二指腸黏膜的酸化食糜，會刺激「胰泌素」這種荷爾蒙的釋放。

- 接著，胰泌素便會指示胰臟（以分泌胰島素這種激素而聞名的大型腺體）釋放各種消化酵素及重碳酸鹽離子。胰臟所製造的重碳酸鹽，實際上就等同於人們長久以來用於中和胃酸（提高pH值）以緩解胃灼熱症狀的碳酸氫鈉（或說「小蘇打」）。
- 在胰泌素分泌的同時，小腸也會釋放「膽囊收縮素」這種荷爾蒙。在膽囊收縮素來到膽囊後，會刺激膽汁（適當消化脂肪所必需）分泌進入小腸。

對於消化過程，這已經是經過極度簡化的描述，實際情況要更複雜許多。然而，這一切描述已足以說明關於酸與腸胃道功能的五項極為重要的特點：

(1)這些基本的消化功能只有在非常狹窄的pH值範圍內才能夠發生，而這個範圍會隨著消化的階段而有所改變。

(2)「抑止」或「中和」胃酸，是從關鍵環節阻斷了正常的消化流程，移除了讓流程中幾乎每項後續步驟都得以進行的「酸開關」。「減酸」意謂著胃蛋白酶原、胃蛋白酶、胰泌素、膽囊收縮素、胰臟酵素與膽汁都會隨之減少。

(3)由於回饋與調低胃泌素分泌的酸變少，胃泌素含量暴增。如同後續章節即將討論的，胃泌素含量過高與罹患某種胃癌有關聯。

(4)既然許多維生素、礦物質、蛋白質與胺基酸的吸收，只有在相當狹窄的pH值範圍內才會發生，透過降低酸度（提高pH值）來破壞胃部的消化環境，對許多營養素的處理與吸收都會產生負面影響。

(5)因此，即使我們吃得極好，若胃酸分泌量過低，仍可能在不知不覺中讓自己處於半飢餓狀態。難怪在長年為機能性萎縮胃炎所苦的人與服用某些抗酸藥物的人身上，營養不足的情況十分常見（見第四章）。

破壞胃泌素和胃酸之間平衡的危險

鹽酸是由位於胃黏膜的壁細胞所分泌，主要是分布在胃底與胃體的壁細胞圖3-3（參見六十四頁）。這種酸在分子組成上與高中化學實驗室中裝盛在那些重玻璃瓶裡、上面還塞著玻璃瓶塞的鹽酸完全相同，也與長久以來被用於高強度清潔工作和其他工業目的的鹽酸是同樣的東西。這種酸的酸性非常劇烈，雖然在兩餐間分泌的酸較少，卻已足以將胃腔中的pH值維持在一到三之間。然而，一旦食物進入胃裡（或甚至在看見、聞到、嚐到或想到食物後），胃酸分泌就會開始增加，在大約兩小時內便能達到最高分泌速度。在開始用餐後，胃酸分泌量需經過四到五小時，才會回到餐前的基點。

控制胃酸量和胃運動的胃泌素

胃裡任一時刻的鹽酸量，主要受控於胃泌素這種荷爾蒙，而胃泌素是由位於胃黏膜的G細胞所分泌。隨著胃內pH值升高到三以上（酸度降低），G細胞會開始分泌更多的胃泌素，進而刺激壁細胞開始將更多鹽酸注入胃裡。漸增的酸會降低pH值，進而指示G細胞減緩胃泌素的分泌，然後酸的湧入也會隨之趨緩，就這樣一直進行下去。在沒有食物時，這套平衡的回饋系統，會讓大多數人體內的「靜止」pH值維持在一到三之間的某個數值。

食物會打亂平衡，因為**大部分食物的pH值都落在「中性」**（pH值為七）附近。因此，食物進入胃裡後，會自動升高四周胃底與胃體區域的pH值，刺激胃泌素與鹽酸加快分泌速度。只要pH值保持在三以上，胃泌素就會持續刺激壁細胞注入胃酸。隨著pH值掉回到二至三之間的範圍，G細胞便會放緩對胃泌素的分泌。**除了pH值的刺激外，G細胞也會因為對某些食物成分有反應而釋放胃泌素，包括胜肽、胺基酸、鈣，還有咖啡、酒與啤酒中的某些成分。**

胃泌素也會以間接的方式刺激胃酸分泌，亦即指示類腸嗜鉻細胞分泌組織胺。接著組織胺便會與H_2受體結合，啟動分泌胃酸的幫浦。

除了具有分泌功能外，胃泌素也能控制胃部的肌肉動作，亦即所謂的胃運動：肌肉收縮來回推擠胃的內容物，使得它們完全混合，再於適當的時候將這些內容物推出胃部，送進十二指腸與小腸。胃泌素會減少胃運動，進而減緩胃部清空的速度。

抑制胃運動能夠幫助胃留住並處理進入胃裡的大餐。影響胃部清空速率的其他要素，還包括胃內容物的體積（胃運動會隨著體積的增加而增加）、pH值（pH值低會減緩清空速度，使食物繼續留在胃中被處理），以及食物的組合（液體的清空速率比固體快；脂肪會延緩清空的速度）。

胃酸不足會使胃泌素過度分泌

只要胃酸與胃泌素間的回饋系統一直運作順利，胃就會很高興。如果胃泌素、胃酸或兩者都分泌太多或太少，且這種情況又持續太久，胃就會開始出毛病。如果胃酸分泌過少，「靜止狀態」的pH值會升高到高於正常的胃部pH值，亦即一至三；升高的pH值會把G細胞叫起來，讓G細胞開始釋放更多胃泌素，以刺激胃壁上的胃酸幫浦增加工作強度。胃酸的分泌情況可能看似正常，因為G細胞正在更努力地工作以補足中間的差額，可是胃泌素的分泌量卻是高於應有的情況。胃泌素分泌量高於正常情況，即所謂的高胃泌素血症，這種可能很嚴重的病症或許會導致罹患胃腺癌——胃癌的一種（第五章中會進一步的討論）。

高胃泌素血症一般會出現在患有機能性萎縮胃炎的人身上（胃黏膜萎縮、變薄、功能不全或無法發揮功能），或是那些長期服用強效抑酸劑的人身上。在胃部萎縮的情況下，胃酸量不足（pH值高於三）會致使胃泌素的分泌量增加，因為身體會努力補回掉落的酸度。服用一劑每日標準用量二十毫克的普利樂，通常會導致胃泌素的分泌量增加高達三到四倍；如果有人的胃灼熱／胃食道逆流症狀，無法因為服用標準劑量而獲得緩和，長期以多達四十或六十毫克的抑酸劑劑量進行治療，會導致他的胃泌素分泌量超出正常值高達十倍。

為什麼胃不會把自己給消化掉？

這些強酸在胃裡四處遊走，難免會讓人疑惑，為什麼胃不會把自己給消化掉？那層又薄又脆弱的胃黏膜是如何受到保護，而同樣脆弱的食道黏膜為何沒有這種待遇？事實上，胃黏膜所受到的保護相當簡單卻十分有效，主要是由兩種物質所構成：**黏液**與**重碳酸鹽**，都是由上皮層（頂端細胞層）本身的細胞所分泌。

黏液這種清澈液體的作用，在於潤滑同時保護腸胃道與其他呼吸系統各處的脆弱上皮組織。相較於感冒時從鼻子裡流出來的液體，胃黏液並沒有多大的不同。胃黏液的組成成分大多是水（95%），還有一小部分由醣分子與蛋白質連結而成的物質，稱為「醣蛋白」（5%），胃黏液略具膠狀的特性有利於其附著在上皮層上，發揮物理緩衝的作用，以對抗胃酸與其他消化液。

重碳酸鹽為鹼性，在中和強酸方面非常有效。重碳酸鹽離子是由胃黏膜與十二指腸黏膜的細胞所分泌，是這些細胞與酸接觸之後的反應。重碳酸鹽離子與黏液一同覆蓋在胃上皮上，會中和掉所接觸到的任何胃酸。這道由黏液與重碳酸鹽所構成的壁壘極其有效，當胃腔裡的pH值為二時（酸度極高），胃黏膜的pH值卻接近七或說中性。

食道只是運輸的器官，並非消化器官。胃酸不應該出現在食道裡，因為食道黏膜中沒有任何細胞會分泌具保護作用的黏液或重碳酸鹽。不過，面對胃酸逆流，食道並非全無招架之力。具弱鹼性的唾液能夠提供食道些許保護。因此，吞口水不僅有助於將逆流的胃酸沖洗出食道，還能夠將胃酸中和到一定程度。此外，胃酸出現在食道中會引發波浪般的連續蠕動收縮，目的在於將胃酸送回適合胃酸出現的胃部。

胃裡的保護性壁壘維持完整無缺，對健康來說至為關鍵。在壁壘遭到破壞的胃部區域，可能會出現發炎（胃炎）或潰瘍的情況。**如同胃灼熱，多年來潰瘍也一直被誤認為是由胃酸過多所造成。**事實上，胃酸量過低的人，也經常會有胃潰瘍的毛病。如今眾所公認的觀點是，大多數潰瘍都是由於保護性壁壘遭到破壞所引發，最常造成這種破壞的是幽門螺旋桿菌，但是某些藥物（例如：阿斯匹靈與其他非類固醇消炎藥）為胃酸所利用，也會成為破壞形成的原因。

橫膈裂孔疝氣與胃灼熱

分隔胸腔與腹部的那一大片肌肉稱為橫膈膜。在橫膈膜上方的是心臟與肺臟，位於下方的則是胃、胰臟、肝臟、膽囊、腸道及其餘的消化器官。食道是經由名為裂孔的孔道穿過橫膈膜。若胃有一部分往外突出通過裂孔進入胸腔，這種情況就稱為「橫膈裂孔疝氣」圖3-5。

根據估計，在五十歲以上的人之中，有多達25%的人有橫膈裂孔疝氣的毛病；這些疝氣的案例更可能出現在過重或懷孕的人身上。在正常的情況下，下食道括約肌會與橫膈膜密切配合，橫膈膜會幫忙讓這道閥門在吞嚥後應該開啟的時候外，都一直維持在緊閉狀態。然而，患有橫膈裂孔疝氣的人，他們的下食道括約肌會升至橫膈膜上方，致使這道閥門產生鬆動，增加逆流的可能性。此外，酸性的胃液也可能累積在胃部出現疝氣的部位，而後回流進入食道。橫膈裂孔疝氣曾經被認為是引發胃灼熱的主要原因，不過，如今眾所周知，橫膈裂孔疝氣只是其中的一項要素。在大多數情況中，患有橫膈裂孔疝氣雖然令人討厭，但是患者無須接受任何特殊治療。然而，如果橫膈裂孔疝氣的體積很大，可能會造成嚴重的問題，進而需要進行手術。

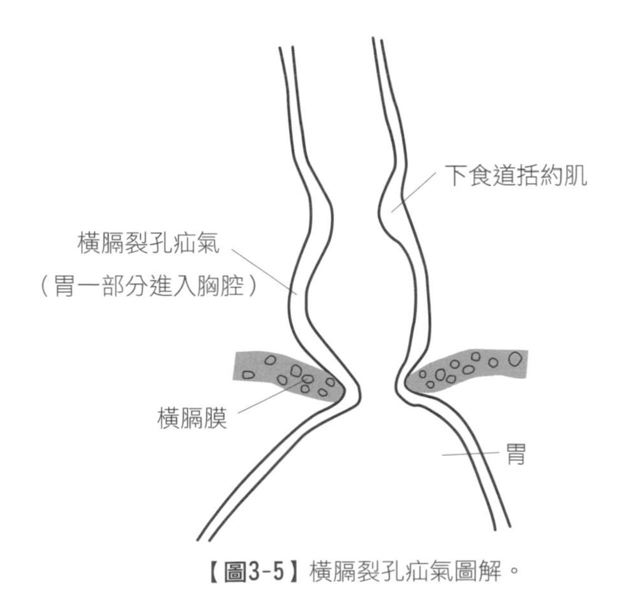

【圖3-5】橫膈裂孔疝氣圖解。

Chapter 4

飽足中的隱性飢餓

——胃酸不足如何影響營養素的吸收？——

伊蓮和湯姆・麥唐諾夫婦走進我的看診室，湯姆盡量小心不被發現地導引伊蓮進入，指示她座位，然後兩人一起坐下。

「你可能已經猜到了，我的視力大不如前。」伊蓮先開口，「我的眼科醫生說我兩眼黃斑部退化，而且左眼比右眼嚴重。自從眼科醫生建議我使用維生素後，我便一直服用，但看起來一點幫助都沒有，我的視力愈來愈糟。」

「聽說你的療法有時候能改善黃斑部退化。」湯姆說：「我們希望現在幫助伊蓮還來得及。」

「現在的情況是，我必須站在一塊州際高速公路路標的右前方，才能夠看到上面的字，」伊蓮說：「而且那是我戴上眼鏡的時候。我在退休前是一位老師，我好懷念以前能讀書和看報紙的日子。」

「當然，她也不能開車去任何地方。」湯姆補充。

「你其他方面的健康狀況如何？」我問。

「就我所知，都還好。我的活力大不如前，但現在我已經六十七歲了，所以本來就可能這樣吧！」伊蓮回應。

「沒有其他惱人的症狀嗎？」

「目前沒有想到其他的。」

我詢問她的健康史、家族病史、飲食和運動。然後一起到檢驗室做體檢，一切似乎都沒問題，直到我們檢查她的手指——她的指甲很容易折彎。

「請問，你的手指甲並不強韌，對吧？」

「它們從我出生開始就一直是這樣子，永遠無法長得像某些女生的那麼漂亮。我的指甲容易斷裂、剝落、有缺口……，我在年輕時攝取很多明膠，但從來都沒有用。最近這幾年，我一直服用很多鈣片，稍微有點兒幫助，指甲會變強韌一陣子，但之後又變糟了。沒有任何一種方法真的有用。」

「你的腿會抽筋嗎？」

「是的。」

「多常發生？」

「嗯，每週兩、三次，尤其是晚上，但偶爾在我走了很多路之後也會。可是那並沒有什麼不尋常之處，對吧？湯姆會這樣，我們有些朋友也會，我們以為它是隨著老化而發生的，就像這些灰頭髮一樣。」她摸摸自己的頭髮。

「你說的沒錯，人在年過五十後的確會比年輕人更容易腿抽筋，但它並非老化過程中不可避免的一部分，而是一種可以矯治的機能失常。」

我做了一些筆記，在完成她的體檢之後，我們再度回到我的看診室。

「首先我應該為我的眼睛做什麼？」伊蓮問：「我等不及要馬上開始了。」

「首先，要做你的胃部檢驗……」

「我的胃？那對我的眼睛有什麼幫助？」

「隨著我們老化，有愈來愈多的毛病和健康問題需要藉著檢查胃部和其他消化作用才能得知。當我們到了六十歲，有健康問題的人當中，至少一半都有消化和營養素吸收的問題。你和許多年逾五十的人都有的腿部抽筋，通常是消化不良與鈣、鎂、鉀及其他礦物質吸收不良的症狀。」我繼續說：「在你的特殊案例中，很可能是你已經有了多年的消化及吸收不良問題。如果我們不盡量補救這些問題，等於沒什麼機會挽救你的視力，因為我們眼睛所需的所有營養素，都是從消化道進入我們的身體。」

「那也許就是眼科醫生開給我的維生素沒有用的原因囉？」

「那可能是部分原因，但那些補充劑並沒有包含所有的必需營養素，而且有些營養素的含量真的非常少。」

「為什麼你會認為我有消化不良問題很多年了？我沒有任何消化上的症狀，至少就我所知是這樣的。」

「你的指甲。指甲容易斷裂、剝落、有缺口的女性，其中有一大部分的人也有胃和消化功能不佳的問題。」

「真的嗎？你是說，這些年來只要我了解這個問題的話，我也能擁有光亮美麗的指甲嗎？」

「我不知道你的指甲會不會光亮美麗，但至少會強韌得多。現在回到檢驗的話題……除了胃部檢驗，我們還需要進一步透過糞便分析，檢視礦物質、胺基酸、荷爾蒙等濃度（尤其是睪固酮），來檢查你的消化作用。」

「到目前為止，我想我大致了解為什麼要檢查我的消化功能和礦物質了……，甚至是你說不夠多的維生素，但是，胺基酸和睪固酮？」

「胺基酸是蛋白質的構材，如果我們希望重建細胞和組織，就需要確定有足夠的胺基酸。你的胺基酸濃度有很高的可能性是不足的……」

「因為消化和吸收不良的關係。」

「完全正確。」

「那睪固酮呢？」湯姆問：「它跟眼睛有什麼關係？」

「那當然不是最重要的因素，但由於視力相當重要，所以我們希望所有基本要素都能立即涵蓋在內。睪固酮是由我們身體自然製造的最強力同化性類固醇（anabolic steroids，又稱合成代謝類固醇），同化性類固醇除了刺激肌肉生長，還有很多作用。對於許多受損的身體組織，它們能刺激組織的修復與再生。我曾經觀察到，睪固酮濃度過低的狀況在經過矯治後，有助於男性與女性的組織修復。」

「檢驗完成需要多久時間？之後我才能開始進行治療嗎？」

「檢驗很重要，但是我建議，只要檢驗結果一出來，你從今天或明天就開始治療。這些年來我發現，若我們針對關鍵性的營養素做靜脈注射，尤其是鋅和硒，一週兩次，進展就會快得多。當然，我們會先確認過用量很安全，也足以產生效果。」

「只有鋅和硒？」

「這兩者是最重要的礦物質，但是我們會用各種礦物質及其他營養素做後援。當然，我也會要求你開始使用口服補充劑。」

「可是要怎麼做才能適當的消化和吸收這些營養素？」

「你要完成胃部檢驗，今天就會知道結果；其他的消化功能檢驗會在兩、三天後完成。」

「那其他的檢驗呢？我們應該等嗎？」湯姆問。

「只要那些檢驗結果一出來，我們會視情況調整或添加。但由於我們已經知道許多主要的重要項目，所以可以立即開始。」

「這種療法多有效？」伊蓮問。

「並非每次，但絕對有過半是有效的。」

「不管是什麼樣的方式，要花多久時間？」

「根據我的經驗，如果我們使用靜脈注射、消化輔助、所有的口服補充劑，如果有必要的話再加上荷爾蒙，你幾乎可以在……差不多……開始的四到六週後看到結果。假如經過六到八週還沒有改善，那這一切可能就沒什麼幫助了。」

「我希望它對我有效。除了靜脈注射，我還應該服用什麼補充劑？」

「非常、非常可能，清單的一開始是甜菜鹼鹽酸加胃蛋白酶隨餐服用，以替代你的胃可能無法處理的事——分泌胃酸——然後飯後服用胰酵素。這些東西加起來應該能恢復你大部分原本已變弱的消化功能。我們已補足了鋅和硒這兩種最重要的礦物質，維生素E和牛磺酸也很重要。桑山子與銀杏、草本藥物治療，含有類黃酮及其他對視網膜有益的物質；還有維生素A、銅……」

「等一下，」伊蓮說：「我記不了那麼多。」

「你不用全部記住。天然食品商店的好幾種『組合配方』都含有這些大部分或全部的成分。」

「靜脈注射、消化輔助、推薦的營養素組合配方……，還有其他的嗎？」湯姆問。

「檢驗結果會告訴我們，胺基酸、睪固酮和其他可能的荷爾蒙是否也建議添加。」

「當我開始看到效果時，我的靜脈注射還需要持續多久？」伊蓮問：「我當然不能年復一年的一直注射下去。」

「你不會需要這麼做。記住，造成問題的大部分原因是消化與吸收不良，你做了那樣的治療，口服補充劑才有更好的機會發揮作用。當靜脈注射中斷時，為了『保險』起見，我們會要求你使用一些關鍵性的營養素，將它們溶解在二甲基亞碸溶劑裡，讓它們透過皮膚而吸收。但現在別擔心這個問題，我們到時候會處理的。」

「還有，請記住，這種療法不是每次都有效。我觀察到它在大部分的案例裡都有效，但可惜的是，並非百分之百。」

「至少這些營養素不會對我造成傷害。」伊蓮說。

「我們祈禱伊蓮會是那有效的大部分之一。」湯姆說。

「請盡量祈禱，那也會有幫助的。」

四週之後，伊蓮的視力開始改善。經過八個月的治療，她報告說，她不只能看到高速公路路標上的字，她也能再度看書和看報紙。她繼續做治療，五年之後，她的視力維持得一樣好。

＊摘自強納森・萊特博士《營養與癒療通訊》（*Nutrition & Healing newsletter*）

假設我們吃自己所能夠想像得到最營養的飲食，具有含量最正確的每一種維生素、礦物質、蛋白質、膳食纖維及其他營養素，同時假設我們患有機能性萎縮胃炎或在服用抑酸劑，或兩者都有。因此，由於缺

乏胃酸，我們也許最後仍有嚴重的各種營養缺乏症——原因可一言以蔽之：吸收。

我們具有食道、胃、腸道和其他消化系統的原因，是為了消化各種營養素，然後把它們吸收到我們的身體裡。如同第三章討論過的，消化和吸收的過程，取決於數不清的荷爾蒙、酵素、胃酸、黏液及其他消化液的密切合作。正常運作時，這個系統可以十分妥當的在正確的時間把分量正確的胃酸、胃蛋白酶、胃泌素、鹽酸和許多其他物質分泌出來，以達到正確的pH值，讓食物得到最佳的消化，然後吸收每一種可攝取到的營養素。

胃裡最常出問題的部分是損失製造胃酸的細胞，隨之而來的是胃酸分泌量減少，這種疾病一般稱為「機能性萎縮胃炎」（或胃萎縮），隨著年齡增長而增加，六十歲以上受到影響的人超過30%。

當機能性萎縮胃炎患者的胃內pH值增加（較高的pH值趨於鹼性，較低則趨於酸性），複雜且精密設計的消化過程的平衡性便受到破壞，進而導致許多原本應該經過腸黏膜而進入血液裡的胺基酸、維生素、礦物質和其他營養素「錯過船次」，最後就跟著糞便殘渣排出體外。

然而，好像「自然的」機能性萎縮胃炎還不夠嚴重似的，今天有數百萬人都在大把大把的吞嚥胃酸中和劑和強效抑酸劑，來進一步壓抑胃酸的分泌，只留下一丁點兒的量。這會對營養吸收產生什麼樣的影響呢？有數十項科學研究證實，胃酸不足——無論是自然發生的（例如：機能性萎縮胃炎）或醫源型的（醫學上對「醫生」給的「原因」的委婉說法）——是我們應該要認真關切的事，因為它對營養吸收過程有潛在性的破壞力。我們可以吃最豐富、最均衡、最營養的飲食，但如果胃酸分泌不足，我們也許會錯失許多營養素，反而滋養了化糞池或汙水處理廠中的細菌！

接著，我們就要說明胃如何處理某些重要的維生素、礦物質及其他營養素，以供身體使用。我們也會指出，當胃內pH值開始上升時，營養素和身體會面臨什麼樣的狀況。

鐵：避免組織缺氧

在身體無數重要的機能中，我們需要鐵來形成血紅素，也就是使紅血球變成紅色的攜氧色素。若鐵被身體用盡了，而飲食中又缺乏足夠的鐵，就會導致「缺鐵性貧血」。**慢性貧血意謂著身體組織缺氧**，這可能使肌肉無力且精力消沉，令人虛弱、疲憊。貧血有時候可以從眼瞼和（或）口腔內膜呈白色而看出徵兆，但往往只要做驗血就能發現。

雖然數十年來這一直被當作奇聞軼事報導，但胃酸和缺鐵性貧血之間的關係，早在一九三〇年代就開始被「科學」注意到。有一篇研究報告指出，研究人員發現在十三名貧血兒童中有十一名胃酸不足——可能被稱為「胃酸缺乏症」（完全沒有胃酸）或「胃酸過少」（輕微到嚴重的胃酸流失）——的情況，其中六名是胃酸缺乏症，另外五名是胃酸過少，而貧血的原因經測定是鐵質吸收不足。

三十年後，另一篇研究報告揭露，慢性缺鐵性貧血的四十四名患者當中，有三十五人（80%）被發現胃酸分泌量低於正常值。缺鐵性貧血是眾所皆知的一種手術後果，那種手術切除了製造胃酸的部分（胃底和胃體）。

鐵的化學形式與胃酸

鐵質是否會被吸收，大都取決於它的化學形式。在許多研究中，有各種胃內pH值的實驗動物或人類常被施予亞鐵鹽（例如：硫酸亞鐵）和高鐵鹽（例如：氯化鐵）。研究人員漸漸發現，高鐵鹽形式的鐵（而非亞鐵鹽形式的鐵）的吸收與pH值有密切關聯；pH值愈低（較酸），鐵質吸收得愈好。理由很簡單，為了讓鐵在十二指腸與小腸裡被吸收，鐵必須溶解在液態媒介（也就是胃液）中。只要pH值在五以下，高鐵鹽在溶液裡就沒問題；一旦pH值升到五以上，就像機能性萎縮胃炎患者和（或）抑酸劑服用者的情況一樣，高鐵鹽形式的鐵便開始從溶液中離析出來（變成沉澱物），然後形成不可溶解的鐵鹽。當這種鐵通過十二指腸和小腸時，它非但不能被吸收到血液裡（才能發揮益處），反而像過站不停的直達列車一般，一路通往結腸，最後被排泄掉。

相較之下，亞鐵鹽在大範圍的pH值裡是可溶解的，從酸性一直往上延伸到中性（pH值為七），或者稍微再高（鹼性）一點點。因此，胃酸的多寡對亞鐵鹽形式的鐵的吸收幾乎沒有影響。

提供鐵來源的食物類型，對於吸收而言也會造成很大的差異。具有高生物利用率的鐵（血基質鐵）的最常見來源之一，是肉類。就像氯化亞鐵一樣，血基質鐵即使在pH值升到七以上時仍具可溶性。如果我們吃很多的肉，就會吸收到很多鐵質，無論我們的胃分泌多少胃酸。

然而，「非血基質」來源的鐵，像是穀類和蔬菜，還有某些食物中的「強化」鐵，通常較難吸收，有兩大理由：第一，鐵必須從它的膳食纖維載體中被釋放出來；第二，它必須是可溶解的。

在這個雙重反應裡的祕密武器就是胃酸。胃酸首先會分解掉把鐵分子黏在一起的化學結合力，讓鐵分子釋放到血液裡，然後把鐵分子從不易溶解的高鐵鹽形式，轉換成易溶解的亞鐵鹽形式。要注意的是，隨著胃內pH值升高，「蔬菜鐵」的吸收力會下降。利用試管操作的實驗室研究已證實，**幾乎所有以膳食纖維負載的鐵，只在當胃內pH值小於四的時候才會被吸收。**

一項南非的研究探討鐵與pH值之間的關係，方法是從已知鐵含量正常或缺乏的人身上抽取胃液樣本，接著將含有已知量「非血基質鐵」的麵包片加到胃液樣本裡，之後研究人員測定每件胃液樣本從麵包中吸取與溶解鐵的能力。結果非常清楚，當樣本的pH值小於二，以胃液溶解鐵幾乎沒什麼問題，不過當pH值大於二，胃液溶解鐵的能力便大打折扣。

在這項研究的第二階段裡，研究人員將含有強化鐵（現在用的是含有放射性同位素鐵的「顯跡同位素」）的麵包片分給同樣的這批人。過一會兒之後，他們測量受試者體內所吸收到的放射性鐵的量。在這種「真實生活」的情況中，鐵的吸收率與每位受試對象在稍早第一階段以試管所做的胃液溶解鐵能力的結果，是相當符合的。在試管中溶解鐵的能力愈好的胃液，在活生生的人體腸胃道裡，吸收鐵的能力也愈好。根據這些結果，研究學者們推論，「在修正非血基質鐵的吸收作用中，胃內pH值是使胃液具重要性的唯一因素。」

基於這些結果，當貧血與胃酸不足患者得到替代性鹽酸時，他們的鐵吸收作用會改善、貧血現象消失，我們一點兒都不感到驚訝。這也經過一項研究的證實：挑一天讓貧血與胃酸極少的患者得到溶解於水中的鐵（氯化鐵），另一天得到溶於鹽酸的鐵。在「鹽酸日」的平均吸收率是9.2%，而「水日」只有2.2%圖4-1。

既然鐵需要在一定的酸性環境中才能處於「溶解」狀態，那麼當鐵抵達環境酸性不如胃的十二指腸和小腸時，為何不會從液體中沉澱出來呢？原因是，鐵仍然停留在酸性的胃液裡，並且結合了一種叫做「配位基」（ligands）的分子，這種分子能夠幫助鐵在pH值升到七以上時仍然具可溶性。常見的配位基有抗壞血酸（維生素C）、蛋白質、胺基酸和糖。這說明了為什麼在服用鐵補充劑時一起服用維生素C，能夠促進鐵的吸收。不過，**為了讓這些配位基與鐵結合，鐵必須先溶於酸性的溶液裡。**

抗酸藥物與鐵

服用胃酸中和劑或抑酸劑，也許會使我們吸收鐵的正常作用受到干擾。

瑞典研究學者發現，一種含有氫氧化鋁、氫氧化鎂和碳酸鎂的液體胃酸中和劑（類似速胃舒懸液），會大幅降低含有碳酸亞鐵、富馬酸亞鐵或硫酸亞鐵的鐵補充劑的吸收率；硫酸亞鐵的吸收率減少了38%，富馬酸亞鐵減少了31%，碳酸亞鐵則變成完全不可溶的。

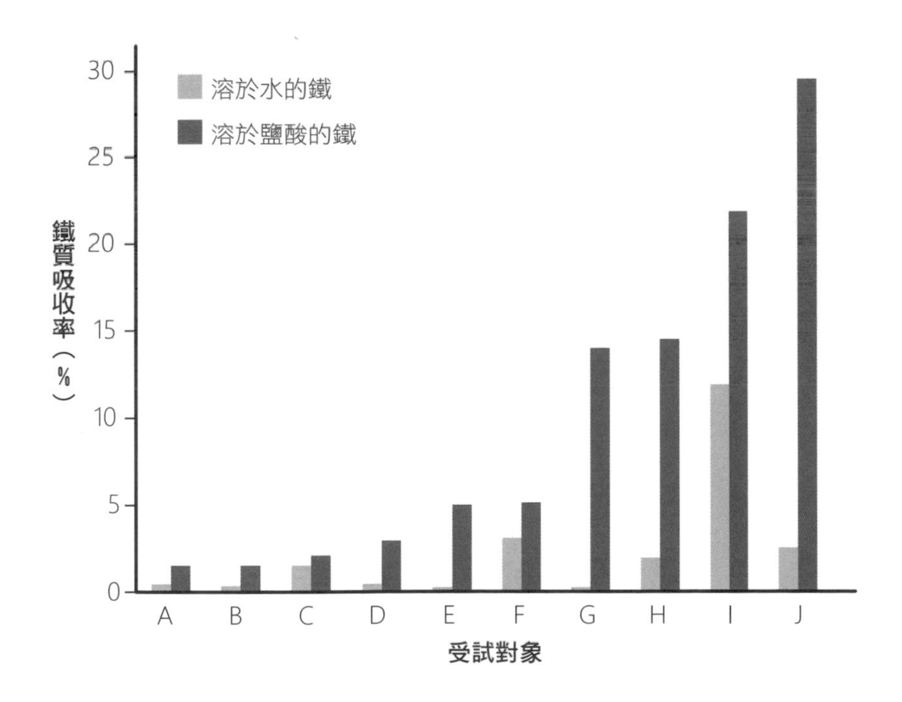

【圖4-1】替代性鹽酸改善貧血與胃酸不足患者的鐵質吸收作用。平均而言，溶於鹽酸的鐵比溶於水的鐵（氯化鐵）多吸收三倍（資料改編自PJ Jacobs等人，一九六三）。

在另一項研究中，美國研究學者比較鐵補充劑（硫酸亞鐵）與氫氧化鋁／氫氧化鎂（例如：速胃舒懸液第二代〔Maalox II〕、胃能達）、碳酸氫鈉（小蘇打）、碳酸鈣（例如：坦適錠）一起服用時的鐵吸收率。結果顯示，速胃舒懸液第二代對鐵的吸收幾乎沒有影響，但是另外兩種胃酸中和劑會嚴重抑制鐵的吸收。碳酸氫鈉減少鐵的吸收達50%，碳酸鈣達67%圖4-2。

請注意，這些胃酸中和劑研究使用了常用於鐵補充劑的亞鐵鹽，通常很好吸收，即使是pH值升到鹼性範圍時。那麼，為什麼這些胃酸

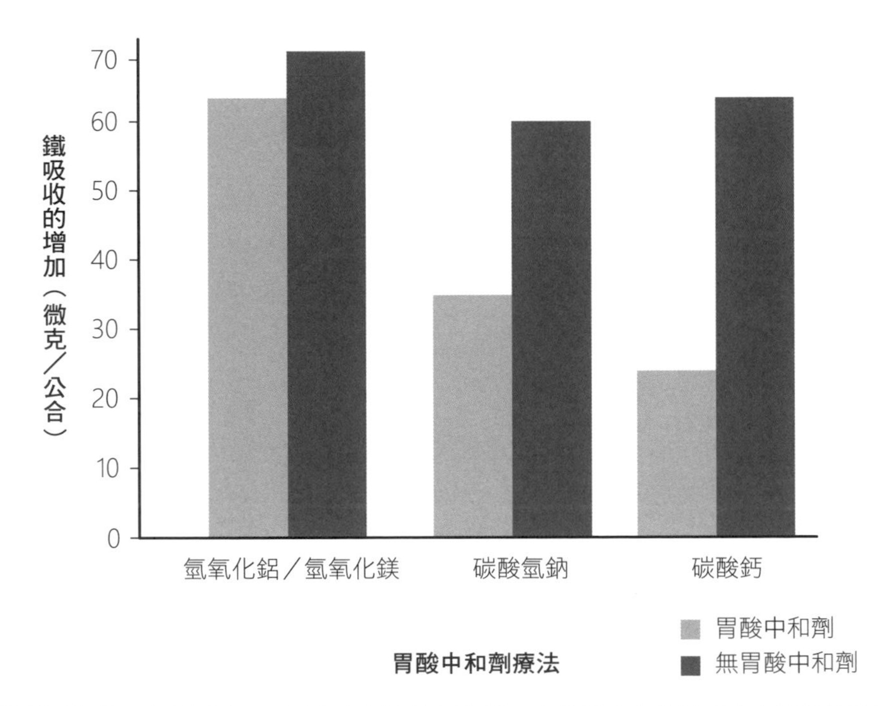

【圖4-2】鐵吸收的減少與胃酸中和劑的使用有關。有使用或沒使用胃酸中和劑的受試對象，在服用鐵補充劑（硫酸亞鐵）兩小時後測定血漿裡的鐵濃度。拿來做測試的兩種胃酸中和劑——碳酸氫鈉和碳酸鈣，都大幅降低了鐵的吸收，而氫氧化鋁和氫氧化鎂則沒什麼影響（資料改編自O'Neil-Cutting和Crosby，一九八六）。

中和劑對鐵的吸收有那麼強大的影響力？看起來，這樣的影響與pH值較沒關係，而是與**胃酸中和劑和鐵結合成不易溶解的鐵鹽**（例如：碳酸亞鐵）有關。

這些實驗並未理會一個問題：「胃酸程度降低，如何輕易影響從食物中攝取到的鐵質？」

然而，有一個研究做了這項調查，該研究讓一般自願者在服用抑酸劑泰胃美後攝取含有已知量的鐵的「測試餐」（例如：漢堡、薯條、香草奶昔）。結果指出有顯著的影響：

當受試者服用標準劑量的泰胃美（三百毫克）時，鐵的吸收率下降28%；劑量增加到六百毫克和九百毫克時下降的幅度更大，分別是42%和65%圖4-3。

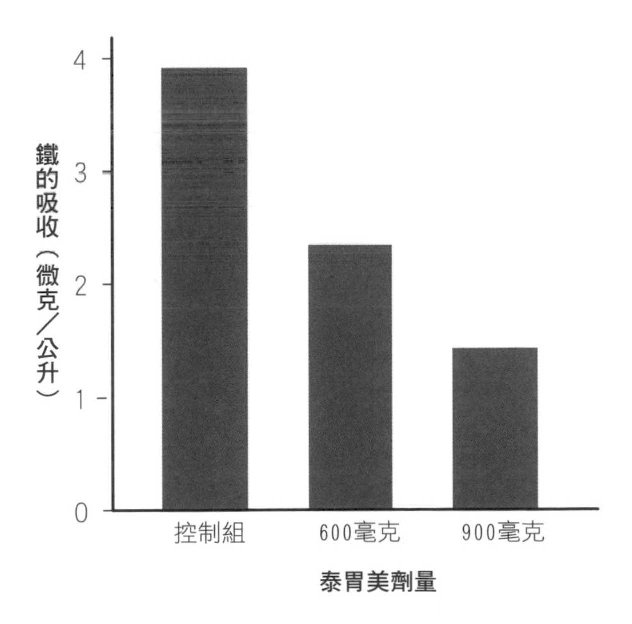

【圖4-3】服用抑酸劑泰胃美的受試者的鐵吸收率降低。當泰胃美劑量增加時，鐵的吸收率下降42%（六百毫克）和65%（九百毫克）。

鈣：讓骨骼、牙齒強壯及其他

鈣是極重要的礦物質，身體除了用它來使骨骼和牙齒強壯，還有數百種或數千種功用。舉例來說，鈣離子對於各種不同的代謝作用和其他反應也很重要，包括大腦中神經脈衝的傳遞和肌肉的收縮與放鬆，像是讓心臟跳動之類的。由於營養不良或與年齡有關的原因而流失鈣，可能使骨骼變細、脆弱和易斷裂，這種情況叫做「骨質疏鬆症」。

胃酸對於吸收鈣的重要性，在一九六〇年代首先被發現，當時高劑量的碳酸鈣（例如：坦適錠）是治療消化性潰瘍的主要療法。因為擔心可能有鈣過量吸收的狀況，有一組研究人員在觀察中注意到，**有些潰瘍患者幾乎無法吸收任何的鈣質——只有吸收2%。**再進一步觀察，他們發現這些人的胃酸很少，而且平均胃酸pH值是六・五。然而，當他們給予這些人鹽酸補充劑（鹽酸氨乙吡唑〔betazole hydrochloride〕）、將pH值降到一時，鈣的吸收便上升了五倍，也就是到達10%圖4-4。

近年來，雖然坦適錠不再是治療胃潰瘍時的選擇，卻又以食物的

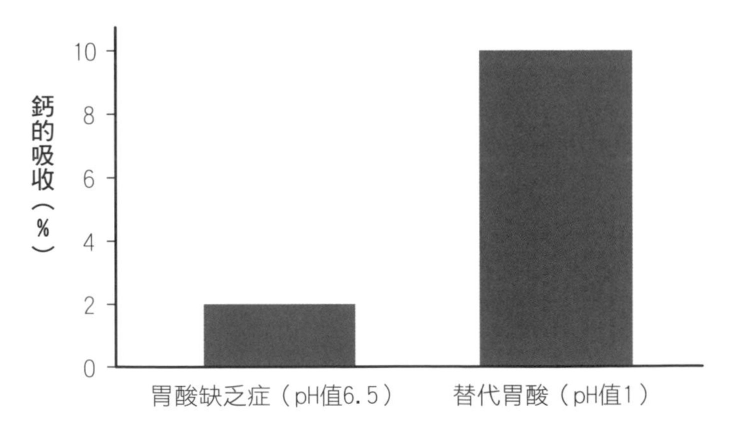

【圖4-4】替代胃酸改變善了鈣的吸收。在一位病患身上以鹽酸氨乙吡唑替代失去的胃酸，鈣的吸收率增加到10%（資料來源：Ivanovich等人，一九六七）。

鈣質「堡壘」的角色，成為希望趕上媒體「鈣質覺醒」熱潮的食品製造商所執迷的目標（目前在維生素或礦物質補充劑中，鈣是受到美國食品藥物管理局所認可的其中之一）。如果我們因機能性萎縮胃炎而導致胃酸不足，或因胃灼熱「療法」而使用抗酸藥物，就算我們攝取了所有想要的富含鈣質的食物、鈣質補充劑和坦適錠，最後身體仍然會缺乏鈣。就跟鐵質一樣，鈣質被吸收的量大部分取決於鈣的來源和胃內容物的pH值。碳酸鈣是一種相當常見的鈣質來源，通常來自於牡蠣殼或石灰石，這兩者常用於鈣補充劑和胃酸中和劑（例如：坦適錠）。但這些真的是鈣的優質來源嗎？唔，那要看情況。

碳酸鈣會與鹽酸起反應，中和酸性並形成氯化鈣，這是一種具高度可溶性的鹽類，在離開胃進入小腸之後，很快就被吸收了——在溶液中。以碳酸鈣做為鈣質來源的問題是，我們吸收到的量是以胃裡現有多少量的胃酸直接作用而產生的，如果有人患有機能性萎縮胃炎和（或）在服用抑酸劑，從碳酸鈣裡吸收到的鈣質就會大幅減少**（鈣補充劑的較理想來源是檸檬酸鈣或蘋果酸鈣，具易溶解的特質，即使在胃酸分泌不足的情況下亦然）**。

另一項研究證明了，需要有適當的胃酸分泌，我們才能從碳酸鈣裡吸收到鈣質。不過，有一項研究指出，藉著服用補充劑搭配含有蛋、吐司、柳橙汁及咖啡的一餐，可以強化胃酸缺乏症患者的吸收作用。這種促進吸收作用的機制也許已由哈維・卡羅爾教授（Harvey Carroll）證實，他在實驗中結合碳酸鈣與柳橙汁（柑橘酸的豐富來源），結果形成大量的柑橘酸鈣，是非常容易吸收的鈣質來源。

和鐵質一樣，鈣質的吸收作用被分為兩部分：

首先，從鈣的膳食纖維（蔬菜）載體中將鈣抽離出來，然後把它溶解到溶液裡。使用含有鈣質的玉米麩皮和大豆豆莢纖維的一些實驗室研究發現，**大量吸收鈣質的pH值上限是四・五。**然而，大部分的胃酸中和劑和抑酸劑，能夠很輕易的將胃內pH值提升到五或更高，因此，使用這些藥物似乎很可能降低鈣質的吸收。令人驚訝的是，檢視這項議題的唯一研究，竟沒有發現泰胃美療法（使胃內pH值上升到四・九至五・五）在健康的年輕受試者身上對鈣質吸收的任何影響。這項研究由於其所使用的方法論而受到批評，其他的研究結果指出胃酸濃度不足會抑制鈣質吸收，從那些研究的觀點來看，這項研究的結果和結論——泰胃美不會影響鈣質的吸收——是值得懷疑的。

鈣質的吸收對健康有重大的影響，基於這個事實，也許有人希望那些生產和銷售幾乎可消除胃裡所有胃酸的藥物的製藥公司，會有興趣查明他們的藥物對鈣質吸收的影響。不過，唉，除了上述提到的一項研究，就再也沒有其他發表過的相關研究了。原因不難了解，只要沒有人在營養吸收的問題上小題大作，也沒有人（公眾請求或美國食品藥物管理局）強迫製藥公司做相關研究，他們寧可不要知道。

葉酸：維持心血管健康

葉酸是一種維生素B，在它的諸多功能中，最重要的一項是藉著幫助減少同半胱胺酸（homocysteine，一種胺基酸）的濃度來維持心血管系統的健康，並且預防某些先天缺陷（例如：脊柱裂）。葉酸濃度容易隨著年齡的增長而降低，導致同半胱胺酸濃度升高到足以產生心血管疾病風險的地步，這也許部分說明了心血管疾病風險會隨著人們老化而增加的原因。適當地攝取葉酸（每天四百至八百微克）可以輕鬆地預防這些問題，只不過沒多少人能在他們的正常飲食中消化足夠的葉酸。雪上加霜的是，胃酸不足，像是發生於機能性萎縮胃炎患者身上的情況，可能升高小腸中的pH值而干擾了葉酸的吸收。當胃酸不足的患者得到葉酸、再加上一些鹽酸時，他們對這種維生素的吸收力便提高54%。

然而，在慢性胃酸不足狀態中的葉酸吸收問題，卻因為患有機能性萎縮胃炎的老年人通常血液中的葉酸濃度是正常的，甚至較高的狀況，而變得複雜。怎麼會這樣呢？這似乎是因為大自然在人體內設定了一個安全機制來預防葉酸缺乏症，只是這種設計是一體兩面的。我們將在第五章討論胃酸分泌不足會造成胃內細菌過度滋生，而胃內環境在正常情況下應該是無菌的。研究學者發現，這一群入侵的細菌會自己製造葉酸，剛好有助於彌補因胃酸不足而引起的缺乏症。

雖然這些細菌也許在葉酸的問題上可以提供益處，但細菌過度滋生與其他營養素的缺乏症仍息息相關，因為那些微生物會從身體「竊取」營養素供自己使用。細菌過度滋生也會增加細菌感染的風險，並因此導致不適（例如：腹瀉、脹氣），甚至讓人死於嚴重的細菌感染（例如：沙門氏菌、細菌性痢疾、霍亂）。

一切都是平等的，維持正常葉酸濃度的最佳方法是維持胃酸的正常分泌，並且攝取富含葉酸的飲食或葉酸補充劑，而不是倚賴異常的腸道細菌過度滋生！

抗酸藥物如何影響葉酸的吸收？

減少葉酸吸收的一個有效方法，是服用胃酸中和劑或抑酸劑。一項由美國農業部研究學者執行的研究，比較了三十名五十五歲以上正常、健康的男性與女性的葉酸吸收能力，受試者在攝取含有二百微克葉酸的一餐後，服用胃能達第二代、泰胃美或善胃得。泰胃美和善胃得將胃內pH值從治療前的大約一到二，分別提升到治療後的五．五和六．五（但沒提到胃能達第二代治療組的治療後數值）。葉酸的吸收在這三組裡全都是下降的，雖然善胃得組在統計上沒有重大的變化圖4-5；整體的葉酸吸率下降了16%。雖然少了16%對健康的人來說也許不足以構成傷害，但對其他不健康的人（包括連續數週、數月或數年服用多重抗酸藥物的人；嚴重的機能性萎縮胃炎患者；或攝取葉酸含量不足的飲食的人）卻可能造成負面影響。

記住，長期的葉酸不足與同半胱胺酸濃度升高有關，後者又與動脈硬化症和心血管疾病風險的增加有關。基於這些事實，推測**長期胃酸不足可能增加未來心臟病發或中風的風險**，並不會不合理。有任何製藥公司會認真研究以探索那樣的可能性嗎？我們高度懷疑。

維生素B_{12}：維持正常神經功能和其他

我們需要維生素B_{12}（鈷胺素）來維持正常的神經活動和大腦功

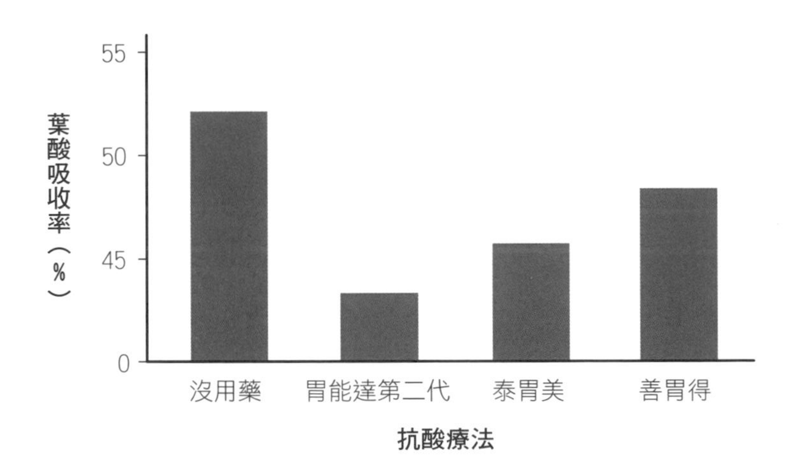

【圖4-5】葉酸吸收率降低與胃酸中和劑和抑酸劑的使用有關。健康的受試者攝取含有兩百微克葉酸的測試餐，並且服用胃能達第二代或泰胃美或善胃德。誤差值<〇・〇〇一（資料改編自Russell等人，一九九八）。

能。除了其他重要的用途，維生素B_{12}還能結合葉酸和維生素B_6，有助於控制同半胱胺酸的濃度。維生素B_{12}濃度不足，可能使我們感到沉悶、疲倦和抑鬱。在兒童身上，胃酸不足加上維生素B_{12}吸收不良，已被證實與氣喘的發生有關。

進入身體的維生素B_{12}是與食物蛋白質結合在一起的，而且幾乎完全是動物來源的食物，包括肉類、蛋和乳製品。為了讓我們吸收到維生素B_{12}，維生素B_{12}分子必須在胃酸和胃蛋白酶的幫助之下，先從蛋白質裡分離出來。一旦分離出來之後，維生素B_{12}便迅速地與來自唾腺、胃、肝臟、胰腺和其他消化器官的另一種蛋白質結合鍵鍵結。當重新結合的維生素B_{12}進入小腸（pH值升高到接近中性）時，由胰腺分泌的酵素（胰蛋白酶）再度將維生素B_{12}分解開來，好讓它與一種名稱平庸的物質結合——內在因子。

內在因子由胃壁細胞分泌，這種細胞也能夠製造並釋出鹽酸。之後，結合內在因子的維生素B_{12}複合物通過整段小腸，最後到達迴腸。複合物在這裡與特定的受體鍵結，然後迅速地被吸收到血液裡。

回顧這一連串事件，我們可以很清楚的看出胃酸缺乏症會如何阻礙維生素B_{12}的吸收。假如維生素B_{12}不能在胃裡被胃酸和胃蛋白酶從它的食物蛋白質鍵結上被分解下來，那麼這一連串效應幾乎從一開始就受到破壞，後續事件也就無從發生。

維生素B_{12}缺乏症最容易發生於老年人身上，尤其是患有機能性萎縮胃炎的老年人（記住，這種胃炎隨著人們年齡增長，愈容易發生）。**當老年人的胃酸分泌不足時，胃蛋白酶的製造也會減少。**再者，**因機能性萎縮胃炎而導致的胃壁細胞流失，也意謂著內在因子的製造變少。**所以，當我們吃下一片肉或一片魚時，維生素B_{12}就會被鎖在它的蛋白質載體上，而不會被人體吸收。

有一項研究發現，一群三百五十九名、年齡在六十到九十九歲之間的人，其中32%患有機能性萎縮胃炎。

實驗參與者體內的維生素B_{12}濃度，與他們的疾病嚴重程度有密切的關係。在程度輕微到中度的患者中，只有8.5%的人有維生素B_{12}缺乏症。不過，當機能性萎縮胃炎情況嚴重時，有維生素B_{12}缺乏症的人就高達50%以上圖4-6。

胃酸不足也會因為助長胃裡的細菌過度滋生，而間接影響到維生素B_{12}的吸收。雖然我們知道這些細菌會製造更多的葉酸和維生素B_6做為回饋，但是它們對於維生素B_{12}卻沒有多大的貢獻；事實上，它們也許還會竊取維生素B_{12}以為己用。有時候是用來滋養它們自己的細胞，但有時候它們只是令維生素B_{12}失去活性，讓維生素B_{12}不能對任何一方產生益處。

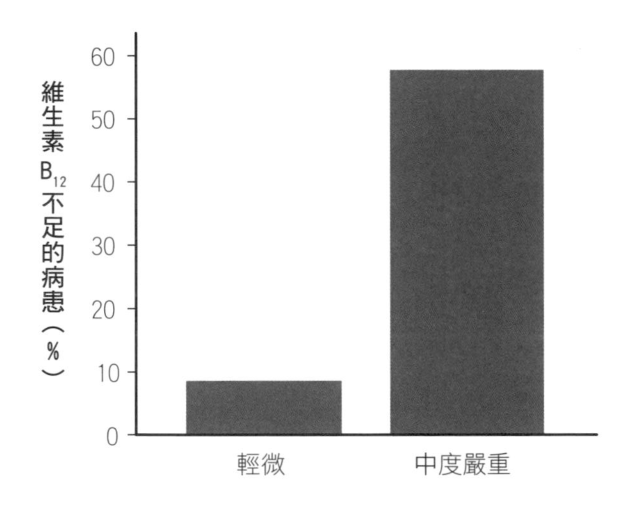

【圖4-6】檢測有機能性萎縮胃炎而造成胃酸、胃蛋白酶和內在因子不足的老年人的維生素B_{12}濃度，嚴重的機能性萎縮胃炎會降低維生素B_{12}的吸收率（資料來源：Krasinski，一九八六）。

惡性貧血

「惡性」貧血是一種嚴重的維生素B_{12}缺乏症，可能發生於嚴重的機能性萎縮胃炎患者身上，導致胃酸、胃蛋白酶，尤其是內在因子的流失。它會得到這樣的名稱，是因為在尚未發現維生素B_{12}的時代裡，常常有人死於此疾病。

令惡性貧血有別於一般機能性萎縮胃炎的，是它的凶惡程度。在嚴重的惡性貧血情況裡，胃壁細胞受損的範圍相當廣泛，以至於喪失了分泌內在因子和胃酸的能力。**沒有內在因子，就算有足夠的胃酸，維生素B_{12}也絕不可能在抵達小腸末端時被吸收。**如果它在搭乘消化特快車的旅程中錯過這個停靠站，下一站就是結腸和排泄了。這麼嚴重的惡性貧血只要靠注射維生素B_{12}就能夠治療，而且非常有效（注射不能治療胃功能完全失常的根本問題，但是確實可以彌補不足的維生素B_{12}）。即使機能性萎縮胃炎的範圍並不廣泛，但由於相當缺乏胃酸和胃蛋白酶——消化及吸收維生素B_{12}的第一步驟——也可能發生惡性貧血；惡性貧血情況較輕微的患者也許能從維生素B_{12}注射中獲益，但是他們應該先嘗試以「鹽酸—胃蛋白酶補充劑」來恢復胃酸濃度。

抑酸劑如何影響維生素B_{12}的吸收？

抑酸劑因為能抑制分泌胃酸、胃蛋白酶和內在因子，很容易就引起維生素B_{12}缺乏症。在一項研究中，對十二指腸潰瘍患者施以泰胃美，造成了鍵結於蛋白質的維生素B_{12}嚴重吸收不良。有趣的是，未鍵結於蛋白質的結晶狀維生素B_{12}很容易被吸收，這表示發生於此案例的吸收不良，是因為缺乏足夠的胃酸和胃蛋白酶，導致維生素B_{12}無法從蛋白質載體上釋放出來。

一些研究指出，普利樂會干擾維生素B_{12}的吸收。一群來自塔夫斯大學（Tufts University）的美國農業部學者，比較了有正常胃酸、由於機能性萎縮胃炎而造成胃酸不足和服用普利樂的三組老年人，他們對於鍵結於蛋白質的維生素B_{12}的吸收力。研究學者發現，相較於正常胃酸組，服用普利樂組和機能性萎縮胃炎組對維生素B_{12}的吸收少太多了圖4-7。換句話說，普利樂會製造出一個等同於機能性萎縮胃炎的機能狀態，在這個環境裡，維生素B_{12}的吸收受到抑制。在這兩種情況中都產生胃酸和胃蛋白酶不足的結果，抑制了鍵結於蛋白質的維生素B_{12}的釋放。然而，當維生素B_{12}與少量釋稀的鹽酸一起服用之後，正常對照組和普利樂組的吸收力便急劇上升；機能性萎縮胃炎組對鹽酸只有微小的反應，也許是因為**缺乏內在因子或胃蛋白酶**的關係。

在另一項研究中，研究人員對一組年齡二十二歲到五十五歲的十名健康男性測試普利樂（二十或四十毫克）。結果他們的胃酸濃度降到接近零，維生素B_{12}的吸收率也跟著急劇下降。

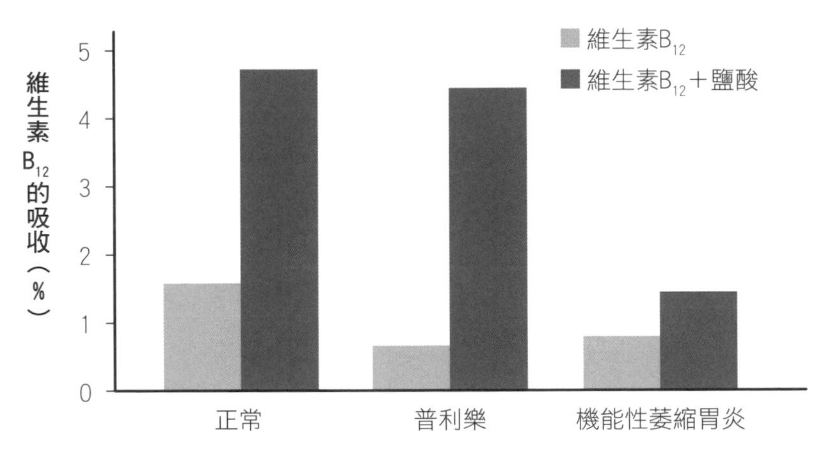

【圖4-7】普利樂抑制維生素B_{12}的吸收，可靠鹽酸恢復。老年受試者攝取鍵結於蛋白質的維生素B_{12}。服用普利樂的人和機能性萎縮胃炎患者在維生素B_{12}的吸收力上，大不如正常的對照組。施用維生素B_{12}加鹽酸，使正常組與普利樂組在吸收力上獲得大量的進步（資料改編自JR Saltzman等人，一九九四）。

這些只是短期研究的結果，但是當人們持續數月或數年每天服用普利樂或類似藥物時會怎麼樣？在評估這些藥物服用者的維生素B_{12}濃度方面，一直缺乏長期性的資料。然而，一項回顧研究發現，即使吸收力受到抑制，但在服藥的頭三、四年，維生素B_{12}濃度還是相當正常，也許是因為身體已儲存了大量的維生素B_{12}。不過，在經過四年的服藥之後，維生素B_{12}的濃度便開始下降。我們也應該再次指出，這些研究大部分是在健康的男性與女性身上執行的。**當我們因為機能性萎縮胃炎或不良的飲食而開始產生維生素B_{12}濃度不足的情況時，由普利樂或其他藥物所造成的額外損失，也許剛好足以破壞平衡而造成嚴重的維生素營養不良。**

逆轉維生素B_{12}缺乏症

要改善胃酸不足患者的維生素B_{12}缺乏症，是有可能的。在一項研究中，五名胃酸過少及維生素B_{12}缺乏症患者，接受了鹽酸、胃蛋白酶和內在因子補充劑或類似組合的療法，只是替代流失的東西，結果就使五個人之中有四人的維生素B_{12}吸收力得到明顯的改善。

鋅：參與各種代謝作用

礦物質鋅參與許多與維持細胞膜穩定、形成新的骨骼、免疫防禦力、夜間視力和組織生長等有關的代謝作用。只有三項研究曾經評估過胃內pH值和膳食鋅吸收力之間的關係。當然，其中兩項研究指出胃酸是必要的，而另一項幾乎沒查出什麼關聯性；產生負面發現的研究飽受批評，因為許多方法學上的錯誤而招致嚴重質疑。

在一項相較之下更為嚴謹的對照實驗中，泰胃美療法被證實會降

抗酸藥物會導致眼盲嗎？

在美國，黃斑部退化是隨著老化所產生的一種不可逆的視力喪失的主因。根據一項進行中的「老年性眼睛疾病研究」的研究報告指出，黃斑部退化疾病的「乾型」亞群（有「地圖樣萎縮〔Geographic atrophy〕」特徵的患者），其最重要的風險因子之一就是抗酸藥物的使用。

抗酸藥物的使用到底是怎麼造成黃斑部退化的？目前原因尚不清楚，已知的是，一般抗酸藥物的使用會造成鋅和其他營養素的消化／吸收不良，就像老年性胃酸過少／機能性萎縮胃炎一樣。其他一些研究已證實，鋅濃度不足與黃斑部退化的發展有關。

因此，長期使用抗酸藥物，透過抑制鋅的吸收作用，可能導致黃班部退化並且喪失視力。

（資料來源：老年性眼睛疾病研究群，「老年性黃斑部退化的風險因子」，《眼科學》，2000: 107: 2224-2232。）

低鋅的吸收率大約達50%。另一項研究發現，使胃內pH值升高到五以上的保胃健，也具有同樣的效應。研究學者還發現，在高pH值下，硫酸鋅比氧化鋅更好吸收。這項研究雖然指出，對機能性萎縮胃炎患者或服用抑酸劑的人而言，硫酸鋅形式的補充劑比氧化鋅更理想，但是從已知的鋅吸收生化作用的基礎上，有十五年的臨床經驗指出，最容易吸收的補充劑形式是「吡啶甲酸鋅」（zinc picolinate）。

其他營養素也受到影響

就像葉酸一樣，維生素B_6的吸收一般會需要胃內pH值呈酸性。不過，維生素B_6缺乏症在機能性萎縮胃炎的老年患者身上並不常見，似乎又是細菌過度滋生的關係而彌補了缺額。關於其他營養素吸收方面的系統性研究非常有限，但我們有很好的理由相信，胃酸不足也可能影響維生素A、維生素E、硫胺素（維生素B_1）、核黃素（維生素B_2）和菸鹼酸（維生素B_3）的吸收。理論上，任何與蛋白質鍵結的營養素的吸收作用（以及蛋白質本身），都會受到抑制。

鹽酸、胃蛋白酶與蛋白質的消化

向常規、藥學取向的內科醫師和精神科醫師提起這個可能性，他們大部分人也許會當面嘲笑你，並且說你看了太多「另類醫學」的書。「請給我百憂解（Prozac）就對了。」以下的案例只是我所遇到的數百個之一（當然是最精采有趣的）。

胃酸不足如何導致憂鬱？

「我今年七十六歲，我太太泰瑞莎認為我快要失憶了。」文森・巴奈利說：「當時我把她的話當耳邊風，但現在我認為她是對的。上個星期我開車出去，把小船忘在汽艇那兒，這已經是一個月來的第二次……，而且狗還在船上。我發現放在車裡的魚，但根本不記得自己是怎麼抓到魚的。結果必須大老遠的開車回去取回小船和狗……」

泰瑞莎靠過去輕拍他的手臂。「你並不是快要『失憶』了，親愛的，你只是最近這幾年來一直有些心不在焉的。」

「泰瑞莎總是樂觀看待事情。」他對她露出微笑，「但如果我連小船和狗都會忘記，那麼『失憶』就是更準確的說法。那件事情發生之後，我決定仔細檢查一下自己的狀況。過去五年來，泰瑞莎一直試著說服我來這裡，所以現在我來了。」

我做了一下筆記。「除了你的記憶力，你還注意到在健康方面有什麼不對勁的地方嗎？」

「我請泰瑞莎跟我一起來，她才能告訴你她所看到的事情。就像我剛才說過的，我一直忘記事情，也許太多了。」他轉頭看著他太太。

「唔……」她猶豫了一下，「這幾年小文忘的事情更多了。我的意思是，雖然我們偶爾都會這樣，但是他的狀況已經不僅於此。我曾在冰箱裡發現一堆襪子、在洗衣堆裡找到車鑰匙，還有好幾封要寄的信放在車上……。一開始，我只是自己把事情處理掉，但後來我就不這麼做了，因為我希望他也能注意到。當他做不到時，我很意外，所以我開始把事情挑明了說……，但直到他把小船和狗忘了兩次，我就認為說不說都沒差別了。」

「還有嗎？」

她看著丈夫，「小文，不是我挑剔，是因為醫生在問……」

這一次，換他靠過去輕拍她的手臂。「沒關係，我希望你對醫生知無不言。反正我可能很快就忘掉了……」

「那是另一件事，醫生，過去兩、三年來文森變得更『消沉』了，我不想說那是憂鬱症。他只是一直坐著，盯著牆壁或任何東西發呆，但已經不會像以前那樣微笑或笑出聲音來。」

「我們現在有這樣的政客，足以讓任何人感到鬱卒。」巴奈利先生說。

「不只是政客的問題，你以前還會取笑羅斯福總統，小文。」她轉過來對我微笑說：「我們結婚很久了。」

「羅斯福，那個法西斯主義者，徹底破壞了我們的憲法……當我真正有在思考時才這麼想，泰瑞莎是對的，我過去這幾年來真的不像以前看起來那樣風趣，也許是因為我的睡眠品質不如年輕時那麼好的關係。」

「對，還有這一點，醫生。」巴奈利太太說：「我讀過關於憂鬱症的書，只是以防萬一，你知道的，書上說失眠與睡不好是憂鬱症的『典型症狀』。這是真的嗎？」

「要看你從什麼觀點出發。憂鬱症、失眠和失憶，也都可能是某種事情的症狀，」我答道：「我稍後會做說明。還有任何你曾注意到的其他症狀嗎？」

「讓我想想看，」巴奈利太太說：「更健忘、抑鬱、睡不好……，也許比以前更容易疲勞。你覺得呢，文森？」

「我認為這一切都是老化的關係，我已經七十六歲了，但是泰瑞莎提醒我，我的父親直到九十歲以前都還能夠親自處理大大小小的事情。尤其是當我想要努力工作的時候，不管是劈柴或什麼的，總是會感覺到疲憊不堪，而且我的肌肉完全變得更無力。就像我說過的，我把原因歸因於老化和睡眠品質不佳，但是健忘這種事……」

問完了巴奈利先生的健康史，我們來到體檢室。一切看起來都相當好，直到我們檢查了他的腸胃。

「脹氣有點兒多。」我說。

「這種情況很多年了，我大部分的朋友也會這樣。有時候我們甚至戲稱自己是『放屁老爹』，這也還好啦！我在退休的前幾年發生過一次嚴重的胃灼熱，但醫生說我沒有潰瘍，只要服用一些胃酸中和劑，狀況就會消失，然後事情就跟他說的一樣。」

「照這樣看起來，你的症狀是一種相當典型的模式。」

巴奈利先生猛然把身體坐直了。「打太多嗝和脹氣，跟忘掉小船和狗有什麼關係？」他語氣強烈的問。

「現在，小文，讓醫生說完，我相信他會告訴我們的。」巴奈利太太安撫他。巴奈利先生滿臉疑惑，但身體往後靠了回去，然後我們結束他的體檢。

「所以，你在你所說的什麼模式裡到底發現了什麼疾病？」巴奈利先生問。他穿上上衣後坐下，雙臂交叉在胸前。

「沒有病，只是經常性的疲勞耗損模式。」我回覆。

「疲勞耗損？你是在委婉的告訴我說，我只是像我認為的那樣變老，然後我也無計可施嗎？」

「我們都會變老，但如果能多注意的話，其實在變老的過程中可以做很多事來維持健康。請記住，現在我要說明的只是一種理論，直到我們真的做了檢查並且嘗試一些療法，不過這種模式發生在太多人身上了……」

「脹氣、打嗝和忘了小狗可以組成一種模式。等我下次見到比爾時要跟他說……」

「小文……」

「沒事，泰瑞莎，我會乖乖的聽。」

「隨著我們老化，」我開始說明：「我們許多人都會失去消化能力，而且有些人的速度比較快。到了六十歲，我們至少有一半的人消化速度會大幅減緩，我們的胃不會像年輕時分泌這麼多胃酸和胃蛋白酶，所以我們吃進去的食物，尤其是蛋白質，就不會消化得像以前那麼好。當食物未能充分消化，往往會伴隨著大量的氣體，你退休前發生的嚴重胃灼熱和一堆脹氣，很可能是胃功能漸漸失常的訊號。」

「可是，如果我的胃所製造的胃酸和胃蛋白酶比需要的還少，那為什麼醫生會告訴我要服用胃酸中和劑？」

我嘆口氣，「習慣、缺乏認知、不充分的檢驗……，真的很難說。但是當我們仔細地檢驗四十歲以上有胃灼熱、消化不良和脹氣的人時，超過90%以上都有胃酸製造不足的情況（推測胃蛋白酶也是）。假如鹽酸加胃蛋白酶的補充劑能夠緩解症狀，就更證明了這一點。那可能是你會需要的一部分……，但現在讓我們回到忘記狗的事情上。

我們的胃用鹽酸和胃蛋白酶去消化蛋白質，蛋白質消化後的最終產物是胺基酸，而短鏈胺基酸又叫做『胜肽』。當我們在檢驗胃功能嚴重失常或胃功能失常已久的患者時，往往會發現一個模式：血液中的胺基酸從稍微少於平均值到大幅少於平均值。而大部分的神經傳導素是從胺基酸製造出來……」

「神經傳導素？」

「你還記得嗎，小文，我告訴過你，神經傳導素是大腦細胞用來彼此傳遞訊息的小分子？」巴奈利太太接著問我說：「所以，如果小文的胃不能正常運作，他也許不能將足夠的蛋白質消化成胺基酸，好讓大腦有足夠的神經傳導素可使用，因此他才會健忘？」

「完全正確，而且也可能跟他的睡眠品質不佳和失眠有很大的關聯。當我們讓病患服用正確的胺基酸組合時，情況往往改善很多。」

「肌肉不也是由胺基酸組成的嗎？」巴奈利太太問。

「所有的蛋白質都是，而肌肉絕大部分都是蛋白質。」

「所以，如果我的胃不能正常運作，我就得不到足夠的胺基酸，然後我的肌肉就可能變得虛弱無力？」巴奈利先生把身子向前傾，放下原本交叉的雙臂，看起來更感興趣了。「我想想……脹氣、打嗝、消化不良、胺基酸不足、肌肉無力、傳導素不足、睡眠品質不佳、失眠、抑鬱……，還有忘記小船和狗。可惡！現在一切都說得通了！」

「這是隨著我們老化最常見的模式之一，如果我們不加以小心的話。當然還有很多細節，如果消化功能不佳，注射維生素B_{12}和其他維生素B對大腦功能和神經系統有相當大的幫助，尤其有助於對抗疲勞。過去幾年來，許多胃功能不良的患者告訴我說，透過靜脈注射必需礦物質，在恢復體力、精力和耐力上真的非常有效。」我報以微笑。「還有，我們大部分人在七十六歲時，有一種叫做「脫氫異雄固酮（Dehydroepiandrosterone，DHEA）」的荷爾蒙濃度會非常低，而且許多男性的睪固酮濃度也非常低。補充少量的其中一種或兩種等同於天然的荷爾蒙會非常有用，甚至能讓人重拾活力，而且有助於重建全身的健康組織，許多人也注意到心智功能的改善。」

「那麼，我什麼時候可以開始這些療法。」

「記住，這些只是理論，直到我們做了正確的檢驗。不過從整體的模式來看，檢驗結果也許會指出鹽酸—胃蛋白酶替代療法、胺基酸、維生素B_{12}注射、必需礦物質、脫氫異雄固酮，可能還有睪固酮，會是推薦的項目。」

「所以也許我並未『失憶』，只是身體裡的一些東西濃度太低。這比較像是在幫一棟老房子做修修補補的工作，而不像治療疾病。」

「沒錯。」

當他們正準備起身離開時，巴奈利太太又坐了下來，提出一個問題。「是不是也有一些維生素和藥草，能夠幫助記憶和解憂鬱，醫生？」

「當然。銀杏、乙醯左旋肉鹼（Acety L-Carnitine）和磷脂絲胺酸（Phosphatidylserine）都有令人驚艷的效果，那些研究結果指出它們具有改善記憶和抑鬱的功能，尤其當我們變老時。我們先等著看巴奈利先生的『房屋修繕』需要進行哪些項目，然後再考慮使用這些方法的其中之一或一部分。」

不出所料，巴奈利先生的檢驗結果揭露出他的消化功能衰弱，胺基酸、許多礦物質和脫氫異雄固酮的濃度過低。輔以適當的胺基酸、維生素B_{12}注射（及其他維生素B）、礦物質、脫氫異雄固酮和矯正消化作用，他的記憶力、輕微抑鬱和其他症狀，在八個月內獲得非常顯著的改善。就在那個時候，我們為了進一步強化記憶力和促進小血管血液循環和勃起功能，又添加了銀杏。一年之後，巴奈利太太告訴我，冰箱裡再也看不到襪子了，只是「偶爾會像我們其他人一樣忘記事情」，而且從此之後，文森再也不曾忘記小船和狗。

＊摘自強納森・萊特博士的《營養與癒療通訊》。

雖然在這一點上，證據大部分屬於「趣聞軼事」，而且是視情況而定的，但晚期的機能性萎縮胃炎或經年累月每天服用抑酸劑或其他藥物，可能令一個人長期感到抑鬱，至少在理論上是有可能的。最直接的理由是無法吸收足夠的必需胺基酸——**色胺酸**與**苯丙胺酸**，和「非必需」但很重要的胺基酸——**酪胺酸**，以及其他可能的胺基酸。我們的身體利用這三種胺基酸來製造神經傳導素——血清素和正腎上腺素。

這些神經傳導素的缺乏，與憂鬱和其他情緒失調有著密切的關係。百憂解、樂復得（Zoloft）、神閒寧（Serzone）等藥物被用於緩解抑鬱，因為它們能提高神經傳導素的濃度。胺基酸本身來自於在胃裡被鹽酸和胃蛋白酶分解的膳食蛋白質。

蛋白質在胃裡受到胃蛋白酶的作用而被消化（水解），然後產生胺基酸和胜肽（兩種或兩種以上的胺基酸連結在一起）。這種作用在pH值介於一與二之間時最有效，當胃內pH值往上升，水解的作用率便往下降。如圖4-8所示，當胃內pH值小於二・五時（在正常範圍內），75%的蛋白質（牛肉）被水解，而當pH值升高時（大於五），被水解的蛋白質只有25%，而抑酸劑能夠將胃內pH值升高到五或五以上。

正常的蛋白質消化作用會釋放出必需胺基酸，包括苯丙胺酸、色胺酸、纈胺酸、白胺酸，還有「非必需」但重要的胺基酸，像是酪胺酸和精胺酸。胃酸過少或胃酸缺乏症是否由於機能性萎縮胃炎或抑酸劑的影響，因而抑制了必需胺基酸的吸收，在這方面幾乎沒有直接的證據。不過，我們卻有大量的間接證據。在一項研究中，拿做過部分胃部切除

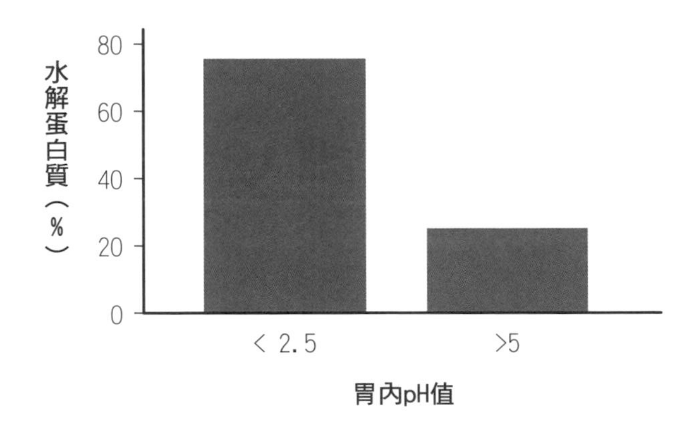

【圖4-8】蛋白質在pH值小於二・五時最好消化（水解）。這項研究的結果指出，在胃內pH值正常時（小於二・五），75%的蛋白質會被水解，而在高pH值時（大於五），被水解的蛋白質只有25%（資料改編自Maltby，一九三四）。

女性指甲「不整」或頭髮掉落

就某方面而言，胃酸不足的女性往往會很「幸運地」產生一、兩種有相同問題的男性鮮少發生的「跡象」：指甲斷裂、有缺口、剝落和「分層」，或者整體性（非局部性）的頭髮掉落（同一名女性很少同時發生指甲不整和頭髮掉落的情況）。

為什麼我們會說「幸運」？頭髮快速稀疏、指甲變薄，才能惹美容師憐愛？當然不是。幸運是因為有這些問題的女性會知道身體的問題所在，而更幸運的是，若能找到一個有營養學背景的醫師，就能從這些症狀診斷出問題，並且矯治或彌補根本的原因：胃功能不佳。「修補」胃部問題不僅有助於改善掉髮和指甲「不整」，而且還能促進全身的營養！

男性就沒那麼「幸運」去擁有能夠透露蛛絲馬跡的症狀，所以只能繼續承受胃功能不佳的後果。

手術的人（導致胃酸分泌較少）與正常胃酸者的對照組相比，前者吸收到的蛋白質較少。

由於長期胃酸不足而導致的細菌過度滋生，也可能妨礙胺基酸的正常吸收。有些細菌可能會劫持胺基酸以為己用，也許在過程中還製造了有毒的副產品。在二十世紀初期有獨立的研究報告指出，某些細菌性的胺基酸代謝產物，可能會引發類似現今在臨床上被診斷為憂鬱的症狀。這些症狀包括過度疲勞、注意力降低和失眠（人類試驗），以及睏倦和對外在環境缺乏興趣（猴子試驗）。

如同之前提到的，一個更可能的關聯或許是至少兩種神經傳導素的不足：血清素和正腎上腺素，及其胺基酸先驅——色胺酸、苯丙胺酸和酪胺酸。無數的研究報告已經證實，血漿色胺酸濃度降低可能導致憂鬱，尤其是個體因遺傳組成或家族史而有憂鬱傾向時。

胃酸不足會令我們感到抑鬱嗎？

雖然我曾在許多人身上發現過這項事實，但是從「科學」的角度來看，由於在這方面缺乏「對照研究」，可能性不過就是充滿陰謀的假設。然而，萬一這是由系統性的研究發現的，至少對於有些人而言，也許就意謂著治療他們憂鬱症的方法，或許就是服用鹽酸補充劑，再加上胺基酸和其他「不見了」的營養素這麼簡單而已。

胃酸、胺基酸、神經傳導素不足和憂鬱症的課題實在太重要，因此我們在附錄二中另闢一個討論區。

為什麼胃酸不足不能結合高膳食纖維？

膳食纖維包含了植物細胞壁的許多不同物質。長久以來，我們一直被告知（而且很正確），為了各種預防與治療的目的，要多攝取膳食纖維。膳食纖維似乎隨著我們老化而變得更重要，因為它也許不僅跟促進健康的腸胃活動有關，也有助於降低膽固醇濃度來預防結腸癌和心血管疾病，因此老年人更會被鼓勵要多吃富含膳食纖維的食物。

但是在營養上，**膳食纖維有其鮮為人知的黑暗面。**膳食纖維可能在某些營養素還沒來得及被身體吸收前，就結合住那些營養素然後排出體外。這特別可能發生於胃內pH值開始上升的老年人，因為隨著老年晚期的到來或服用抑酸劑，或兩者都有，會導致胃內pH值升高。你知道膳食纖維和營養素最後去了哪裡？胃酸不足但攝取高膳食纖維的飲食，會使得許多寶貴的營養素從腸胃系統直接跑到汙水處理廠去。

它的運作方式簡而言之就是：膳食纖維本身和一種叫做「植酸」的成分，都能非常輕易的「卡在」膳食礦物質上。來自於許多穀物、穀片和種籽的植酸會與各種礦物質結合，包括鋅、銅、鎳、錳、鐵和鈣。

這些礦物質－植酸複合物的溶解能力，取決於許多因素間的複雜相互作用，包括pH值和所牽涉到的特定礦物質等等。一般說來，礦物質－植酸複合物在低pH值的環境中（通常低於三）是具可溶性的，因此能被吸收。舉例來說，試管研究顯示，當pH值在三到四·五的範圍內時，鋅和銅的植酸複合物開始從溶液中離析出來，溶解能力隨著pH值升高而繼續下降；鐵、鋅、銅及其他礦物質都是這樣，儘管pH值濃度也許不同；需要靠胃酸和胃蛋白酶來消化的蛋白質也是如此。

現在再把情況弄得複雜一點，若有足夠的鈣或鎂存在，它們從溶液中沉澱出來的同時，也會帶出一些礦物質，而擴大了營養素的流失。

這種竊取營養素的手法不會一直上演的主要原因，是受到正常低pH值的阻止，而低pH值能將礦物質—植酸／膳食纖維複合物保留在溶液中。然而，當pH值開始超過三，甚至到達四、五、六或七時，礦物質便開始以不可溶解、不可吸收的形式沉澱出來，形成不能被人體使用的複合物。

這對我們吃膳食纖維的人會造成什麼樣的影響？這表示如果我們一切都做對了——吃高纖、少肉的飲食，而且也許攝取一點額外的鈣質（用來使骨骼強壯）——但患有機能性萎縮胃炎或服用抑酸劑，或兩者都有，那麼也許我們仍會缺乏許多重要的營養素。

警告世人這種潛在營養素流失的領導性科學之聲，來自於美國農業部的一位研究學者：伊蓮·香蘋博士（Elaine T. Champagne）。她主張，蛋白質—礦物質—植酸複合物的不完全消化，再加上由於胃蛋白酶未充分作用所造成的蛋白質不完全消化，可能是「胃內pH值升高對源自高纖食物的礦物質營養素的最嚴重後果」。香蘋博士警告，胃內pH值升高的老人，和規律攝取高纖、高植酸、低蛋白質的老年人，「也許要承受礦物質耗損的風險」。

當然，膳食礦物質過度流失的風險，與我們每次服用普利樂、泰胃美、善胃得、坦適錠、羅雷茲或其他胃酸中和劑／抑酸劑，然後再吃含膳食纖維的飲食所造成的風險，是類似的。

骨牌陣的第一張牌

到目前為止，我們已討論過關於營養素的吸收與自然發生或藥物引起的胃酸不足的臨床研究。我們提過關於鐵、鈣、葉酸、維生素B_{12}、鋅和胺基酸的研究；也提過胃酸不足加上膳食纖維，會造成營養素吸收的減少。至於其他營養素呢？類胡蘿蔔素、其他維生素B、維生素A、維生素C、維生素D、維生素E、維生素K、必需脂肪酸、類黃酮、鎂、銅、鉻、硒、錳、生物素（維生素H）等等？

現在回想一下我們在第三章裡所提過的「消化連鎖反應」，也就是由完全酸化的食糜所觸發的一連串事件。這個「連鎖反應」包括以酸性誘導荷爾蒙的釋放，這個作用觸動了膽酵素和胰酵素的分泌。沒有「酸性觸發器」，「連鎖反應」的其餘部分就不會產生作用，由胰腺和膽所分泌的碳酸氫鹽與酵素（胰蛋白酶、胰凝乳蛋白酶、澱粉酶、解脂酶、彈性蛋白酶、蛋白酶等）和由膽囊分泌的膽鹽，就不會得到適當的刺激。前述許多營養素的吸收可能因此受到損耗，即使胃酸和胃蛋白酶也許並非直接影響消化與吸收作用的主因。那麼在某種程度上，**正常的胃功能就像一排骨牌陣的第一個，如果它沒有適時的倒下，其他的也就不會跟著動。**

在我近五十多年的醫學執業經驗裡，其中有二十八年（至今也許更多年）兼具營養學取向，我觀察到，當不良的胃功能得到改善時，幾乎每一種營養素的吸收也隨之進步。最常受到影響的營養素，包括了鈉和鉀以外的所有必需礦物質和必需胺基酸，但是任何一種其他營養素或其組合，也可能連帶受到影響。

本章所呈現的內容，是**大部分都可以在大型圖書館和網路搜尋中找到的資料**。那麼關於其他的營養素的研究呢？真相令人遺憾，因為還沒有人做過相關研究，即使大家都說現在是「最進步的科學時代」。在胃酸中和劑或抑酸劑上有經濟利益的專利醫藥（製藥）公司，不可能出資贊助關於這些藥物和療法是否有負面影響的研究，尤其是那些負面影響不會馬上被察覺到的話。政府和大部分基金會獎勵金的獎勵動機，通常是受到潮流與主流醫學中普遍性的驅使。所以，通常不會有資金支持這種「真材實料」的研究。

與胃酸不足有關的所有問題（不管原因為何），全都在我執業的前十年顯現無遺。但由於大部分「真材實料的研究」都還沒人做過，所以當時我認為最好再多做幾年的臨床觀察，直到我有機會與蓮恩・萊納德博士合著這本書。

Chapter 5

胃酸不足也可能導致癌症？

——胃酸、細菌與癌症的牽扯不斷——

我們並不想這麼想，但**口腔、食道和腸道實際上是細菌叢生的大本營，裡頭含有超過四百多種不同的微小病菌**。不過，一個健康的胃（位置在食道的正下方和腸道的起點之間）一般說來像是個無菌的綠洲，或幾乎是無菌的。這個沒有微生物的緩衝帶之所以能存在，基於一個簡單的事實：胃酸能夠殺死細菌。有位研究學者這麼寫道：「低pH值的胃內環境，構成了身體的主要非特定防衛機制之一。」

胃酸的屏障，同時守衛著兩大通道。被我們吞下或吸入的細菌，大部分在消化上沒有任何作用，而且會形成腸道中消化作用所必需的豐富「天然」微生物環境中的不良外來種，而胃酸會攔截那些透過口、鼻進入體內的細菌，在它們進入腸道前將之殺死。同樣的道理，腸道病菌也不能往上蔓延，它們在那兒只會製造麻煩，胃酸屏障（直接取自於醫學教科書的術語）阻止這些細菌穿過十二指腸和幽門向上移動，避免它們在胃黏膜上落腳滋生。

雖然健康的胃裡通常也能發現一些細菌，但絕大多數都是最近才產生的。當pH值在三或三以下（一般是兩餐之間的「休眠」階段），細菌無法存活超過十五分鐘（如果上升到四，也許可以存活得久一點兒），因此，假如我們能持續十五分鐘（或更久）完全停止吞嚥，胃就會迅速回復到它自然無菌或幾乎無菌的狀態。

不過，當pH值上升到五或五以上，就有許多種類的細菌能逃過胃酸的「修理」而大量滋生。沒有胃酸的定期洗滌以驅逐細菌，胃可能會變成一個相當適合細菌滋生的溫床，畢竟那裡黑暗、溫暖、潮濕，又往往充滿營養素，而抑酸劑就常使胃液pH值保持在五以上。

幸好，我們吃下的細菌大部分不會害死我們（至少不是馬上），但有的卻會。假如有人胃液的pH值高到足以促進細菌生長，他可能就很容易受到嚴重的細菌感染，像是沙門氏菌、霍亂、痢疾、傷寒和結核病，更別說一般的胃灼熱、腸瀉、便祕、腹脹、脹氣或消化不良等其他常見症狀。

證據相當明顯。**做過抑制胃酸分泌的胃部手術的人，感染沙門氏菌的風險是一般人的三倍以上**，而且，經手術降低的胃酸分泌量，正好與感染風險成正比。一九七〇年，以色列曾爆發霍亂，染上這個疾病的二十五個人當中，有四分之一曾經做過胃部手術。其中十六個病患根本沒有自然胃酸，平均pH值是六・四。那些人之中，胃酸最少的人（胃酸缺乏症）霍亂的症狀最嚴重。在一項包含三十七名孟加拉霍亂患者的研究裡，其中十六名患有胃酸缺乏症，研究人員從這十六名患者身上採取胃液樣本，並將樣本與引起霍亂的細菌（霍亂弧菌）一起放到試管裡，結果發現那些胃液無法殺死病菌。

然而，**實際上霍亂弧菌特別容易受到低pH值的襲擊**，因此，當胃液的pH值正常時（也就是說，等於或低於三），罹患霍亂或任何其他傳染性腸道疾病（即使只是剛好喝了點受汙染的水）的機率就低得多。

一如之前提過的，「胃酸屏障可阻擋腸胃疾病」的觀念，已屹立不搖的在醫學教科書中扎根了好幾十年。

霍亂在我們體內的狀況，其實與沙門氏菌、傷寒和幾乎所有可能感染我們腸道的病菌都差不多。「胃酸屏障」並非百分之百的有效（即使擁有「最強力」胃酸的兒童和青少年，也可能發生腸道感染），但它確實能降低腸胃感染的風險。老年人由於過去幾十年來機能性萎縮胃炎的逐漸發展，特別容易感染沙門氏菌。

抗酸藥物可能令我們易於感染

疾病，如沙門氏菌、霍亂、傷寒和痢疾等等，能在貧窮國家肆虐成災的原因之一，是因為營養不良導致胃黏膜發炎（胃炎），讓胃酸分泌嚴重不足，但即使胃酸充足，我們也可能容易受到嚴重的細菌性腸胃感染——因為你遵照「醫生囑咐」，即服用胃酸中和劑和抑酸劑。

早在一八八五年，具前瞻性眼光的德國細菌學家羅伯特・科赫（Robert Koch）發現，在以霍亂弧菌感染天竺鼠之前，只要餵牠們吃一劑碳酸氫鹽（用來中和正常胃酸），就能促進霍亂的感染；用在人身上也一樣。將近一百年後，一項研究顯示，自願當「白老鼠」的健康人類，在先服用了碳酸氫鈉之後，也增加他們感染霍亂的風險（雖然霍亂被視為最嚴重的傳染性腸胃疾病之一，而在研究上受到最多矚目，但請記住，這裡所討論的內容**適用於每一種潛在的腸胃性傳染病**，包括大腸桿菌的「突變體」OH157，那是一種汙染肉類的致命微生物，似乎是定期以抗生素餵食動物的結果）。

以抑酸劑促進細菌性感染，是有可能害死人們的。毫無節制的將普利樂和善胃得開給重病病患（例如：加護病房的病人）之類的做法，在現今的醫院裡司空見慣，其目的是為了讓病患感覺較舒適（如果他們有胃灼熱或胃食道逆流的話），並且預防在胃裡形成「壓力性潰瘍」。

開這些處方藥的醫師都出自好的意圖，但證據卻指出，他們所「贊同」的療法反而在大量的病患身上促進了肺炎的發展。「院內」（醫院引起的）肺炎（肺部的細菌性感染）是今日醫院的一大問題，占了各種院內感染的17%。它延長了病患的住院時間，使衛生醫療費用激增，並造成機械式呼吸輔助器使用者併發此疾病後有50%的死亡率。

在絕大多數院內感染的肺炎案例中，感染肺部的細菌原發於遙遠的腸胃道裡。倘若胃裡的胃酸pH值正常，就幾乎不會有細菌沿著腸胃道一路蔓延到肺部的風險。然而，被削弱的胃酸可能伴隨致命的疾病，再加上藥物引起的抑酸和（或）中和作用，可能使胃液pH值上升到足以刺激細菌過度滋生和轉移的地步。

胃裡的細菌是怎麼到達肺部的？帶有少量細菌的胃內容物，可能在胃液逆流時一起被夾帶出來。此外，被置入重症病患呼吸道、口、鼻和胃的導管，也可能成為致病微生物進入人體內的超級高速公路。

許多研究都證實，未以抑酸劑，而是以覆在胃黏膜上、不會改變胃液pH值的黏膜保護劑治療的重症病患，感染院內肺炎的風險就低得多。發表於《新英格蘭醫學期刊》中的一項研究，將仰賴機械式呼吸輔助器的病患隨機分成兩組。其中一組服用H_2受體阻斷劑或胃酸中和劑，

比胃酸中和劑好用的維生素A

相較之下，維生素A有助於預防肺炎及其他感染，有研究團隊證實，經靜脈注射維生素A能夠在承受嚴重壓力的住院個體上降低「壓力性潰瘍」的發生，可從63%降至18%，但維生素A不能夠註冊專利，所以它在這方面和其他方面的使用，一直未如有註冊專利的藥物那樣被藥廠強調。

或兩者都有；另一組只服用斯克拉非（sucralfate，為八硫酸蔗糖酯之水合鹽基性鋁鹽消化性潰瘍用藥）。服用抑酸劑／胃酸中和劑的那一組，肺炎的發生率是服用斯克拉非那一組的兩倍；此外，抑酸劑組的病患死於肺炎的機率也較高，是60%。

胃酸不足→細菌滋生→營養素被偷走

在前一章裡，我們提到胃酸不足會如何抑制多種維生素、礦物質、蛋白質和胺基酸的吸收。由於胃酸不足而導致的細菌過度滋生，也可能以各種方式剝奪我們的重要營養素。

- **竊取維生素B_{12}：**有些細菌會捕捉自由維生素B_{12}或維生素B_{12}—蛋白質複合物，有些會製造「假維生素B_{12}」（專業術語稱為「維生素B_{12}類似物」），並與真正維生素B_{12}產生吸收競爭，而降低人體中真正的維生素B_{12}。這些類似物也可能干擾某些維生素B_{12}的檢驗，製造「正常」濃度的假象。
- **阻斷脂肪的吸收：**當胃裡的某種細菌趁膽鹽還沒有機會代謝脂肪前就先將膽鹽分解（去結合作用）時，可能發生脂肪吸收不良的情況。
- **碳水化合物吸收不良：**目前已有許多機制被提出來說明，胃裡的細菌如何干擾糖和其他碳水化合物的吸收。
- **流失水分和營養素：**上段腸胃道裡細菌過度滋生，可能引起慢性腹瀉而促進水分及營養素的流失。

抑酸劑會讓你的胃充滿細菌

抑酸劑會促進細菌過度滋生，這個事實已被治療人類胃食道逆流和十二指腸潰瘍的無數研究證實。

在一項最近的實驗裡，三十名胃食道逆流患者接受高劑量的普利樂（四十毫克／天）治療，為期至少三個月；另有一個包含十名胃食道逆流患者的控制組，在實驗期間不服用任何抑酸劑。研究人員從所有實驗對象身上採取胃液樣本時發現，三十名接受普利樂治療的病患之中，有十一名發生細菌過度滋生的現象，而控制組十人裡只有一人發生此現象圖5-1。普利樂組的細菌過度滋生，也干擾了膽酸的代謝作用；膽酸由肝臟製造並儲存在膽囊裡，為一般的脂肪消化作用所必需。

早在一個多世紀之前，人們就知道胃液的高pH值將允許細菌在原本應該是無菌狀態的胃裡生長。長期使用普利樂（人類研發出的最強力抑酸劑之一）會將鹽酸的分泌減少到趨近於零，造成接近胃酸缺乏症和類似「機能性萎縮胃炎」的狀況。

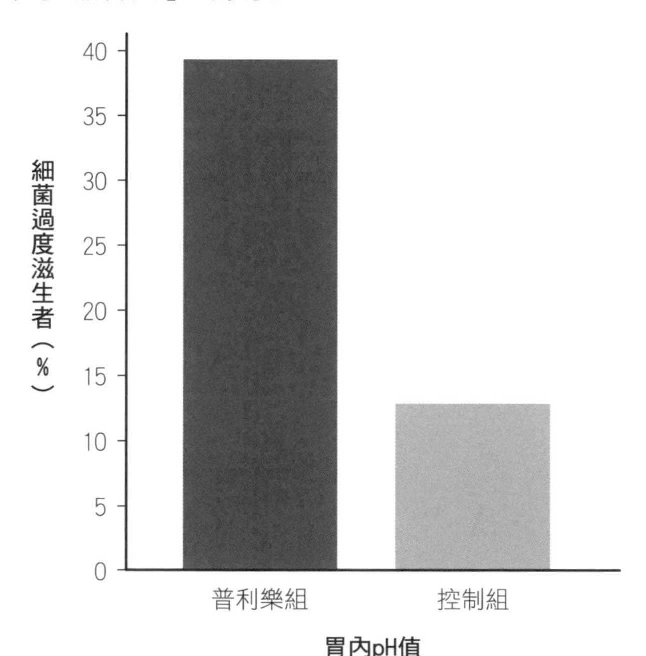

【圖5-1】以普利樂（四十毫克／天）治療三個月以上的胃食道逆流病患，顯示出比沒有服用抑酸劑的控制組更嚴重的細菌過度滋生（資料修改自Theisen等人，二〇〇〇）。

以下是得到美國食品藥物管理局官方「許可」的奧美拉唑在製造資訊標籤上對細菌過度滋生的風險聲明：

> 如同其他會提高胃液pH值的藥劑一樣，健康的人體連續服用奧美拉唑（藥品名：普利樂）十四天，胃內活菌的濃度會大量增加。然而，那些細菌種類與一般在唾液中發現的一樣。所有的變化在停止治療後三天內會得到解決。

這項聲明令人好奇的地方，在於它將一個明顯的重大副作用的重要性，輕描淡寫的一筆帶過。該聲明一開始先指出，普利樂並非唯一該怪罪的對象，因為「……其他會提高胃液pH值的藥劑」也會造成細菌過度滋生。

這樣的暗示似乎讓它變得沒問題了——當然，這是胡扯。細菌過度滋生是一個討厭且具潛在危險的情況，而它想暗示，其他許多不同的藥物也會引發細菌過度滋生，所以普利樂不是壞東西。這種暗示既自私自利，又造成觀念上的誤導。

這項聲明反映出一個事實：他們對「健康的實驗對象」（沒有胃灼熱或其他嚴重疾病者）所做的臨床實驗，只是相當有限條件下（十四天）的結果。不幸的是，大多數消化不良、胃灼熱或胃食道逆流的患者服用普利樂的期間都超過十四天，他們也許花幾個月、幾年，甚至數十年的時間天天服用，因為一旦停止服用，消化不良和胃灼熱幾乎一定會復發（再提醒一次，**普利樂不會治療任何病症，只是暫時抑制症狀**）。再者，在「真實生活」中服用普利樂的人，可能不會像在這個控制性臨床實驗中拿錢參與實驗的志願者一樣健康，他們可能有長期的消化不良和（或）胃食道逆流引起的胃灼熱，也可能患有機能性萎縮胃炎或其他嚴重的腸胃失調；他們可能正在服用其他藥物，飲食中也許缺乏某些重要的營養素，而且也許較無法忍受任何額外的抑酸劑。

普利樂的聲明也指出，大部分在胃裡發現的病菌由口腔（唾液）而來，好像是在說：「那些細菌能有多糟？」事實上（只要問問你的牙醫），健康的口腔含有四百種以上的細菌，細菌總量更是無以計數。如同一位牙科研究學者所說：「只要一個月的時間，細菌的數量可能輕易地超過地球上的人口數。」更重要的是，細菌透過口、鼻而進入胃裡，其中有些類型可能引起嚴重甚至致命的疾病。細菌是否有益或有害，取決的不僅僅是細菌本身的特質，也取決於它們所處的位置。來自口腔（和腸道）的細菌，照理說在進入胃部時會被胃酸殺死，但若允許它們在胃裡滋生，就等於創造了一個非自然的環境，其結果已被證實對人體健康有害。大多數人的皮膚上，幾乎都覆有一種叫做「金黃葡萄球菌」的細菌，若這種細菌只待在表皮，我們與它的相處便會相安無事，但萬一它潛入皮下，更糟的，甚至進入血液，金黃葡萄球菌就可能致命。

普利樂聲明的結尾指出，細菌會在停用藥物之後的三天內停止滋生。這當然是好消息，但問題是，以今日對抑酸劑促銷、開處方和使用的方法，人們不可能連續三天停止服用。他們往往是每天服用，時間長達數個月甚或數年，因而創造了胃酸過少或胃酸缺乏的慢性狀態。

衝擊胃酸檢驗的幽門螺旋桿菌

大部分的細菌一旦進入正常胃的酸性環境之後，就注定要滅絕，但幽門螺旋桿菌卻可以在低pH值的天地裡過著幸福快樂的生活。不幸的是，一旦它們在胃裡落腳，基於幾種理由，幽門螺旋桿菌會對我們的健康和壽命極具威脅性：

- 幽門螺旋桿菌在目前被認為是導致機能性萎縮胃炎的首要因素，占了發生案例的80%到100%。
- 幽門螺旋桿菌也會引起絕大多數的胃潰瘍（80%）和十二指腸潰瘍（95%），胃潰瘍發生於胃裡，而十二指腸潰瘍發生於十二指腸裡；兩種潰瘍的類型都屬於消化性潰瘍。
- 幽門螺旋桿菌已被證實與兩種類型的胃癌有關：胃腺癌和胃淋巴癌。根據歐洲與美國的大量流行病學研究，感染幽門螺旋桿菌會提高罹患胃癌的風險達600%，而且與50%的所有胃腺癌案例有關。

幽門螺旋桿菌在胃裡可以保護自己不受鹽酸的傷害，所使用的機制是：模仿胃黏膜保護自己的方式。

這種細菌分泌一種酵素，促進銨和二氧化碳的形成，然後再結合水以製造碳酸氫銨。當然，碳酸氫鹽分子是非常理想的酸中和劑。這表示，幽門螺旋桿菌被安全的包覆在自製的中和劑保護盾之中，可以安心地繁殖，並且用它如螺旋錐般的身體穿過黏膜層，進入胃上皮組織，因此可免於胃酸和抗生素的傷害。

到底幽門螺旋桿菌是怎麼傷害胃黏膜的，一切都還在調查當中。它造成的傷害可能是擴散性（胃炎）或局部的（潰瘍），端視它所引起

你有「飽嗝口臭」嗎？

在泰奧馬診所，三不五時就會有人前來諮詢這個問題，說他們的症狀之一是「嚴重口臭」、「難以招架的口臭」，還有一個很特別的例子——「飽嗝口臭」（Bowel Breath），無論怎麼刷牙、剔牙或漱口都沒有辦法消除。現在，你很有可能猜對「飽嗝口臭」是怎麼來的。沒錯！就是所有那些無法被胃酸抑制的細菌在胃裡快樂築巢，用氣味讓世人知道它們的存在！

的發炎區域。感染幽門螺旋桿菌可能導致胃酸過多症（胃酸分泌過多）或胃酸流失（胃酸分泌不足或胃酸缺乏症）。

當幽門螺旋桿菌的感染侷限於胃竇（大部分製造胃泌素的細胞的所在區域）時，它會刺激這些細胞超時工作，一直分泌胃泌素。過多的胃泌素在血液裡循環，當它抵達壁細胞時，便會刺激那些細胞開啟胃酸的水龍頭，造成大噴發。所有這些額外的胃酸（另得助於幽門螺旋桿菌居中斡旋，減少十二指腸中碳酸氫鹽的製造），就是十二指腸潰瘍的原始刺激物（但非成因）。胃酸透過幽門螺旋桿菌剝蝕腸黏膜層而裸露出腸壁，因此造成的長期刺激，可能導致局部開放性潰瘍，即十二指腸潰瘍。十二指腸潰瘍是少數與胃酸過多有關的腸胃失調症的其中一種（注意，是「有關」，而不是「由……造成」，因為造成潰瘍和胃酸過多的原因是幽門螺旋桿菌）。

大多時候，幽門螺旋桿菌會在胃主體中央建立起大本營。當這種情況發生時，那就是一個截然不同的病理型態：因此而引起的發炎（胃炎）抑制了那個區域的壁細胞正常分泌胃酸；局部性的刺激可能發展成消化性潰瘍，甚至胃酸減少。一個區域一旦遭受到幽門螺旋桿菌的破壞，不需要用到多少胃酸，就能夠使潰瘍的情況更糟。長期的機能性萎縮胃炎和胃酸缺乏症，最後可能發展成胃癌。

因此，雖然抑制胃酸長期以來一直是對付十二指腸潰瘍和胃潰瘍的主要療法（有時是唯一療法），但高胃酸濃度只見於十二指腸潰瘍，而胃酸分泌不足也會發生胃潰瘍——若抑制胃酸的效果不是很好，我們不難看出原因。

幽門螺旋桿菌才是潰瘍的成因

消化性潰瘍的情況，事實上是相當近代的發現。直到一九八〇年代，常規醫學才開始把潰瘍視為壓力或其他因素的結果。他們說，那些因素導致「過多」胃酸，進而造成損傷。雖然以前就知道幽門螺旋桿菌存在於胃裡（當時叫幽門彎曲菌），但沒多少人懷疑它與潰瘍有關。

然而，不論幽門螺旋桿菌是否「風光盛行」，在胃酸被視為腸胃潰瘍的「原因」後，有專利權的製藥企業就乘勢起飛了。抑酸劑（從泰胃美到普利樂）最初的研發，就是用來治療潰瘍。雖然它們往往能緩解潰瘍所造成的一些疼痛和不適，而且也許有助於減緩症狀惡化，但那些藥物絕不可能「治療」潰瘍，很明顯的原因是，**胃酸並非致病因素。**因潰瘍而服用這些藥物的人需要終身服用，一旦停止服用，他們的潰瘍幾乎一定會復發（還有，一九八〇年代英格蘭的一項研究證實，一種廉價的洋甘草複合物其實能像泰胃美一樣減輕潰瘍，甚至能更有效的防止潰瘍復發……但它不能註冊專利，所以人們只能在造訪天然食品商店時得到這項資訊）。

對抗潰瘍真正的突破，發生於一九八〇年代初期。澳洲醫學研究學者巴瑞・馬歇爾（Barry Marshall）醫學博士開始提出證據，證實幽門螺旋桿菌才是造成潰瘍的原因，但常規醫學已經在抑酸劑上投入了無數資金，一點兒也不想和馬歇爾博士的發現扯上關係，所以有將近十年的時間，他們故意忽略並嘲笑他的發現，但到最後，那項證據的分量太重要了，使人無法忽略，幽門螺旋桿菌的感染終於被認定為引發消化性潰瘍的原始因素。

感染幽門螺旋桿菌不能服用普利樂？

在一九九〇年代初期，潰瘍治療的焦點開始從抑酸劑轉換到消除幽門螺旋桿菌上，通常是使用抗生素（對付幽門螺旋桿菌，還有一種有效、不貴且安全得多的天然療法，更多資訊請見第七章），但抑酸劑（通常是普利樂）仍是開處方箋時搭配抗生素而廣為使用的藥物，所根據的理由是：減少胃酸分泌，可使復元更迅速。

普利樂目前仍然是開處方箋時用來治療胃灼熱、消化不良和相關不適問題上最廣為使用的藥物，這是在治療消化性潰瘍上有史以來最大的一個「市場」，問題是，許多有「胃酸過多性消化不良」症狀的人都感染了幽門螺桿菌，即使他們沒有發生潰瘍。不幸的是，將抑酸劑開給感染幽門螺旋桿菌的患者，不僅無法提供治療效果（普利樂不會殺死或抑制細菌），反而會使事情變得更糟糕。

事實上，胃酸的減少會讓幽門螺旋桿菌活得更輕鬆快活，因而使我們的處境變得更危險。已有好幾項研究證實，**當人們感染幽門螺旋桿菌且服用普利樂或其他抑酸劑時，胃發炎和上皮損傷的情況便增加。**

將普利樂與幽門螺旋桿菌摻和在一起的危險，由一篇發表於一九九六年《新英格蘭醫學期刊》的文章清楚揭露。來自瑞典及荷蘭等國的研究學者追縱（平均值為五年）兩組逆流性食道炎患者，其中一組服用普利樂（二十至四十毫克／天），另一組接受「胃底折疊術」手術，這種手術能修復下食道括約肌，但不服用抑酸劑。在研究一開始便感染幽門螺旋桿菌和以普利樂治療的人，到了研究結束時，機能性萎縮胃炎發生率從59%增加到81%圖5-2。值得注意的是，在那些起初沒有機能性萎縮胃炎的人當中，在服用普利樂後，有30%後來發生了這種疾病。相較之下，以手術治療的那組只有4%發展出機能性萎縮胃炎。

快轉癌症時鐘

讓我們花點兒時間好好想想這一點。機能性萎縮胃炎是胃癌的一大風險因子，也是與抑酸劑有關的其他疾病的主因。幽門螺旋桿菌是機能性萎縮胃炎的主因，而感染幽門螺旋桿菌又服用抑酸劑，會使這種細菌變成引起機能性萎縮胃炎的更大威脅。那麼，「腸胃裡有幽門螺旋桿菌又服用抑酸劑會增加胃癌的風險」這種假設會不會太過分？我認為不會。基於以上了解，在這些情況下把這些藥物分類為致癌促進物，絲毫不為過！把這些藥物開給病人，卻不做最起碼的幽門螺旋桿菌檢驗，簡直就是劣質的醫療行為！有多少醫師會在病人剛出現胃灼熱徵兆、他們寫處方箋前，先幫病人做幽門螺旋桿菌檢驗？唉！少之又少。

雖然那項荷蘭和瑞典的研究出現在全球首屈一指的醫學期刊上，但似乎沒激發出什麼漣漪。史丹佛大學醫學院的茱莉・帕森納（Julie Parsonnet）醫學博士，在一篇關於該報告的評論中寫道：「原則上，目前的（抑酸劑）療法可能將良性的胃炎轉變成較具破壞性的癌前病變程序，而快轉了癌症時鐘。」她補充說，雖然沒有強力的證據指出，由藥物引起的抑酸作用會增加胃癌的風險，但「在感染幽門螺旋桿菌的病患身上長期使用抑酸療法，應該受到小心的觀察」。值得注意的是，帕森

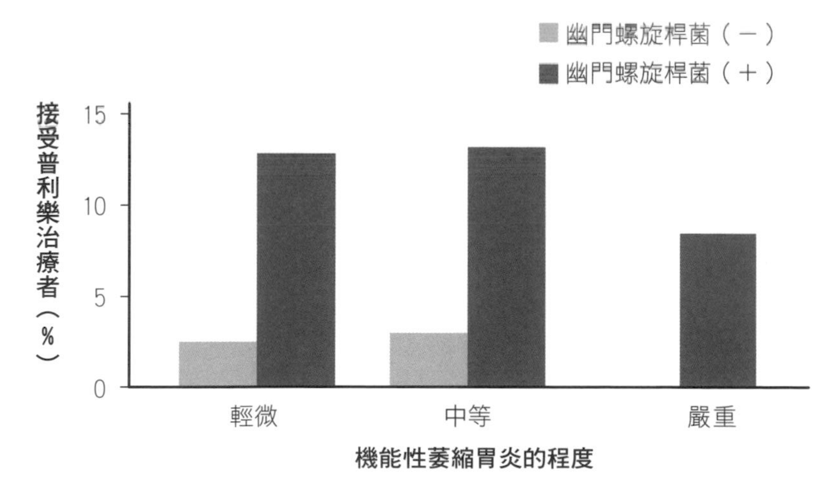

【圖5-2】機能性萎縮胃炎在人體上的發展。病患有感染或未感染幽門螺旋桿菌、因逆流性食道炎而接受奧美拉唑（普利樂）治療，且一開始未罹患機能性萎縮胃炎（資料修改自EJ Kuiper等人，一九九六）。

納博士在一九九六年寫下這些評論，正好是開始大力提倡以普利樂治療胃灼熱的前一年。儘管她早就提出這些警告，但普利樂及其他抑酸劑的官方用藥資訊都壓根兒沒提到，醫師或病人在使用這些藥物前，也許應該先想想幽門螺旋桿菌的問題。

更駭人的事實是，目前有數百萬人正透過藥房購入免醫師許可、免處方箋的抑酸劑，如善胃得、保胃健、愛希和泰胃美等，這些藥物在根本上就消除了發現感染幽門螺旋桿菌的任何機會！我們不敢想像，**使用抑酸劑數十年後的結果，竟是胃癌流行成災。**

抑酸劑如何提高癌症風險？

十九世紀初期，有一種悖論造成醫學上的阻礙。當時有人注意到胃潰瘍患者較容易罹患胃癌，而十二指腸潰瘍患者卻沒那麼容易罹患胃癌。在一九八〇和一九九〇年代，當感染幽門螺旋桿菌在十二指腸潰瘍和胃潰瘍上的角色剛被發現時，這個悖論又有了新的面貌：幽門螺旋桿菌可能是十二指腸潰瘍和胃潰瘍的病原體，但這兩種潰瘍幾乎不會同時發生。另一方面，胃潰瘍和胃癌卻可能同時發生。這個悖論由一個最近的美國—瑞典聯合控制性研究確認，他們發現胃潰瘍患者的胃癌發生率是期望值的兩倍，而十二指腸潰瘍患者則低於期望值40%圖5-3。

怎麼會這樣？可能的答案是——胃液pH值。還記得十二指腸潰瘍與胃酸過多有關，而胃潰瘍好發於胃酸不足或胃酸缺乏的環境嗎？胃液低pH值是胃內的正常狀態，不可能致癌，即使酸性程度過度——假如胃酸過酸會致癌，人類早在盤古時代就滅絕了；另一方面，提高的pH值與疾病（如幽門螺旋桿菌感染、機能性萎縮胃炎）有關的非自然情況，是一項重要的胃癌風險因子。所以現在看來，因胃酸分泌不足和胃酸缺乏症而提高胃癌風險的主要機制，至少有兩種：⑴提高胃泌素濃度（高胃泌素血症），⑵促進細菌過度滋生。

胃泌素血症加速黏膜細胞的生長

胃泌素血症（血液中含高胃泌素濃度）一般發生於機能性萎縮胃炎患者或抗酸藥物長期服用者。胃泌素任何一次的釋出量，都直接反映了胃酸的現行濃度。機能性萎縮胃炎中的低胃酸濃度（pH值等於或高於三）會觸發較高的胃泌素濃度，因為胃在試著彌補流失的酸度。每日二十毫克標準劑量的普利樂，會導致胃泌素增加三到四倍的濃度；在對標準劑量沒有反應的胃灼熱／胃食道逆流患者身上，長期以四十或六十毫克的高劑量治療，會使他們的胃泌素濃度高達正常值的十倍。

胃泌素的慢性增加是一項隱憂，主要是由於它會提高胃癌發生的風險。在正常狀況之下，荷爾蒙會促進可分泌組織胺的類腸嗜鉻細胞（一種胃黏膜上的神經分泌細胞，常分布於胃壁細胞附近），以及胃黏

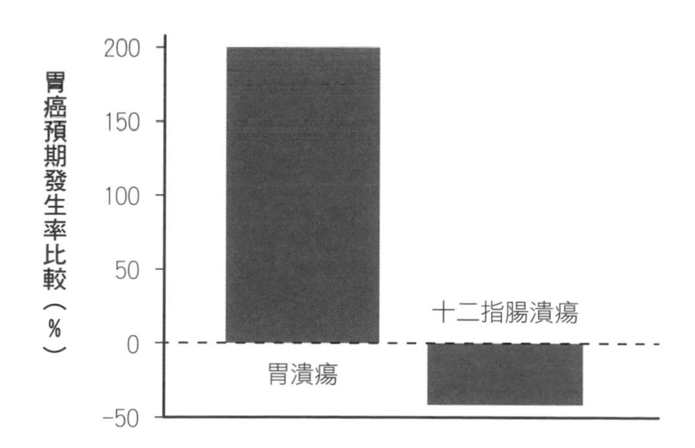

【圖5-3】潰瘍一癌症之悖論。罹患十二指腸潰瘍（與過多的胃酸）似乎能躲過胃癌，而罹患胃潰瘍（與胃酸缺乏症）卻會提高胃癌的風險（資料修改自L-EHansson等人，一九九六）。

膜上製造胃酸的壁細胞的生長和增殖。為了代替在不友善的胃內環境中（尤其是胃底，那裡的胃酸pH值最高）陣亡的類腸嗜鉻細胞和壁細胞，這兩種新細胞的穩定供給是絕對必要的。因此，調高胃泌素的釋出量不僅能增加胃酸，也會加速類腸嗜鉻細胞生產線的運作。只要增加的胃泌素與減少的胃酸吻合，一切都正常且協調。然而，當胃泌素的供給嚴重超出需求時，類腸嗜鉻細胞便可能過度生長——類腸嗜鉻細胞過度生長（即「增生」）常見於機能性萎縮胃炎患者和普利樂服用者。

在某些人身上，這樣的增生可能演變成癌症。這也許與女性的乳房或子宮含有太多雌激素而刺激細胞增生的情況類似，其中有些後來演變成癌症。目前並沒有明確的證據指出，長期服用抑酸劑會直接引發胃癌，然而我們都知道，機能性萎縮胃炎患者的罹癌風險高，整個過程也許要數十年的時間。到目前為止，鮮少人定期服用普利樂，甚至更強效的氫離子幫浦抑制劑超過六、七年以上。

然而，如果視大鼠研究為一項教訓，那麼長期服用抑酸劑也許很危險。在一項研究中，服用抑酸劑二十四個月後，造成了類腸嗜鉻細胞增生、胃類癌腫瘤（又稱「類腸嗜鉻細胞類癌」）在統計上與劑量相關的顯著性增加（正相關）。當人們服用普利樂長達五年後，檢驗揭露出胃黏膜癌前病變與機能性萎縮胃炎程度之間的正相關性，但到目前為止，沒有任何一個胃癌案例完全歸因於普利樂或其他抑酸劑的使用。

類癌腫瘤通常不像腺癌那麼嚴重，但它們仍可能很棘手且極具危險性，這是因為它們使胃泌素在體內大量湧出，然後造成胃酸的大量分泌。在一種稱之為「胃泌素瘤」的情況中，類癌所引發的高胃泌素血症會造成極高的胃酸濃度。所有的胃酸最後擊敗了胃的天然酸性保護機制，然後導致多重嚴重潰瘍的形成，尤其是十二指腸潰瘍。胃泌素瘤是我們所知，有胃酸濃度太高的情況的少數疾病之一。

劇烈的高胃泌素血症也是惡性貧血的重要徵兆，這種疾病與嚴重的機能性萎縮胃炎和維生素B_{12}吸收不良有關，也與類癌腫瘤和胃腺癌相關。在惡性貧血中，機能性萎縮胃炎的情況嚴重到壁細胞不僅喪失了分泌的能力，也失去了內在因子。由於鹽酸和內在因子都是維生素B_{12}的消化作用和吸收作用所必需，因此最後造成吸收不良。

高胃泌素血症發生於以高劑量普利樂治療的胃酸缺乏症／惡性貧血患者，在這類的相關案例上已有無數的研究報告發表。有位學者在重新探討關於胃泌素濃度提高的已發表科學文獻時，保守的說：「證據指出，慢性高胃泌素血症也許並非全都是良性的。」

胃泌素增加也可能是某些人類大腸直腸癌案例的因子，雖然這方面的資料比胃腺癌的更模糊不清。不過，看起來似乎是這樣：假如有人具有某種特殊基因，那麼由於慢性高胃泌素血症而發展成類癌和胃腺癌的風險也許會增加。抑酸劑是否是大腸直腸癌的因子，這個問題到目前仍然「懸而未決」。

胃酸與癌症：與細菌的關聯

早在一八七九年，我們就已經知道低胃酸濃度和胃癌之間的關聯性。當時的醫生（主要是在德國）報告他們的觀察結果，指出胃癌患者的胃裡幾乎只有一點或根本沒有鹽酸。多年來有更多系統性的研究證實了，**與胃酸缺乏症或嚴重的胃酸分泌不足有關的機能性萎縮胃炎，是胃癌的主要風險因子**，而風險會隨著胃炎的嚴重程度和患者的患病期間長度而增加。在一項丹麥的研究中，機能性萎縮胃炎程度最嚴重的患者發展出胃癌的風險增加了四到六倍。在某些案例中，病患在被診斷出胃酸缺乏症之後，需要十七年的時間才發展出癌症。在另外三個案例中，需要九年以上的時間。

機能性萎縮胃炎是怎麼發展成癌症的？沒有人能確定，但我們所漏掉的環節也許是細菌過度滋生。根據最被廣為接受的理論，某些細菌（非幽門螺旋桿菌）能將食物中常見的硝酸鹽分子轉變成亞硝酸鹽分子（針對這層關聯性的科學研究的探討認為「這是一個很有力的假設，得到許多實驗證據的支持」）。亞硝酸鹽曾被廣泛用來保存培根和火腿等肉類，但人們在一九七〇年代發現「健康」的胃能將亞硝酸鹽轉換成亞硝胺這種致癌物後，今日已沒那麼常使用它來保存食物。

在胃裡由細菌用一般食物中的硝酸鹽所製造出的亞硝酸鹽，其危險程度就跟從一個碳火烤培根漢堡裡得到的亞硝酸鹽一樣。有好幾份研究指出，**胃液裡的亞硝酸鹽濃度，會隨著pH值和細菌過度滋生的程度而升高。**與健康的控制組人員相較之下，**慢性機能性萎縮胃炎和胃酸過少的患者，會從膳食硝酸鹽中製造更多的亞硝酸鹽。**基於這些作用和反應，我們對於服用抑酸劑會提升亞硝酸鹽和亞硝胺濃度的事實，就沒什麼好驚訝的了。舉例來說，因為消化性潰瘍而服用泰胃美的人，基本胃酸的分泌減少了73%，造成在統計數據上亞硝酸鹽和亞硝胺的大幅提升。之後，即使劑量減少到一個穩定維持的程度並持續三個月，亞硝酸鹽和亞硝胺濃度仍高居不下，這便暗示了持續性致癌刺激物（prolonged carcinogenic stimulus）的存在。

長期使用抑酸劑會增加胃癌風險的直接證據一直很有限，而且很難闡釋。雖然一直有研究報告指出使用某些抑酸劑（以外的不算）會在實驗室動物身上引發胃部的惡性腫瘤，但將實驗結果從大鼠推斷到人類身上總是困難重重。有些報告指出，因潰瘍而服用泰胃美的胃癌患者，他們的腫瘤在藥物剛開始介入不久後立即出現。在一項極大型的研究中，研究人員以將近一萬名泰胃美使用者與九千多名控制組人員相比，泰胃美組中的死亡率和腸胃癌發生率都很高——雖然當時大部分的惡性腫瘤都有其他更容易的原因可以解釋。在另一項包含一萬七千名泰胃美使用者的調查研究中，研究員發現癌症風險比他們原本預想的大十倍。然而，這些研究結果仍然太難闡釋，因為在進一步使用上的整體風險降低了，而在服藥七年或七年以上的女性身上，癌症風險是增加的。

如果A＝B且B＝C，那麼A＝C嗎？

沒有任何直接證據指出抑酸劑可能導致胃癌，我們需要仰賴環境的發現。舉例來說，抑酸劑會促進細菌過度滋生，而細菌過度滋生會促進致癌的亞硝胺複合物的產生。此外，抑酸劑會提升幽門螺旋桿菌感染者之機能性萎縮胃炎的進展和嚴重程度，而機能性萎縮胃炎是胃癌的主要風險因子。在普利樂的使用普及之前，有一位研究學者於一九八九年對這些風險寫下評論：「強力胃液分泌抑制劑對細胞增生率和人類胃黏膜形態的影響，在能得到相關資訊之前，這些藥物必須被歸類為醫療用途上的極危險級別，尤其是所提出的治療效益非常有限。」

預言

我們想聲明：在此時，並沒有直接的證據指出長期服用抑酸劑會導致癌症，然而，鑑於目前所有已知的事實，我們能夠合理預言（如果有認真研究過其可能性的話），**至少有些抑酸劑被發現它會大幅提升癌症風險，尤其在長期服用的情況下。**

Chapter 6

缺乏胃酸讓你生一堆病

氣喘、類風濕性關節炎與其他疾病

由食物消化不良所產生的毒素（也許能這麼稱呼），會自行找到方法進入循環系統，然後造成不幸的遺傳性氣喘，這在我看來並不會不合理。

——布萊德罕（H. L. Pridham），「氣喘治療報告」，《英國醫學會期刊》（*British Medical Journal*）

「我們要終結巴比的氣喘。」芮貝卡・卡特勒宣告：「他已經好多了，不過我們沒有辦法完全靠自己做到。我們已經依照你指導皮佐利斯夫婦治療他們兒子文森的所有方法去做，而且真的有效！我們都是同一間教會的教友，巴比和文森是同學，當文森的氣喘在三個月後消失時，我們真的不敢相信。所以，我們決定放手一試。」

「巴比的氣喘已經好了一大半。」他父親大衛補充說：「我想，我們只需要維生素B_{12}注射劑、幫他的胃做一些過敏測試，或許就可以讓氣喘完全消失，至少我們是這樣希望的。之前，巴比的日子很不好過……，我們必須趕快把他送到急診室的情況，在過去兩年內就發生了五次。由於我們展開像文森一樣的療程，所以他不再使用支氣管擴張劑，那玩意兒會使他保持『亢奮』狀態，而且心跳加速。他仍然很常需要用到吸入器，但呼吸喘鳴的情況在發生時已大為減緩，而且很快就消失。現在他在夜間睡得比較好，不像以前那麼常醒來。」

我轉頭問巴比：「後來爸爸媽媽要你為自己的氣喘做些什麼，巴比？」

「我再也不能喝牛奶或吃起司、冰淇淋，而且我必須吃一堆像維生素之類的東西。」他看起來很擔心，「我必須像文森一樣每天打針嗎？」

「自從你不再喝牛奶，並且像文森一樣開始服用維生素之後，你的氣喘有好些嗎？」

「是的。」

「那麼打針也許能幫助你變得跟文森一樣，這是有可能的，不是嗎？」

巴比看起來很猶豫，「我想是的。」

「我不能很肯定的告訴你打針有用，巴比，但聽起來是有可能的。」我轉向他的爸媽，他媽媽遞給我一張清單。

「這是我們目前執行項目的一張摘要。」她說：「巴比七歲了，跟文森同年，所以我們盡可能為他做得一模一樣。」

我看了看那張清單。「我看看……，禁止牛奶或任何種類的乳製品。至於所有其他食物，每一種都只能每四天吃一次，或頻率更少……」

「我們之所以那麼做，是因為我們不能切確的知道巴比對哪些食物過敏。」芮貝卡說：「但文森的媽媽莫妮卡告訴我，你說在任何情況下都要禁止牛奶或乳製品。而且你要求她每四天就『輪換』一次文森較不過敏的食物。所以我們把所有東西每四天輪一次，直到我們讓他做了檢驗。」

「很合理。」我又回頭看清單，「維生素B_{12}，一千微克，一天三次；鎂，一百二十五毫克，每天三次；維生素B_6，五十毫克，每天三次⋯⋯」

大衛說：「皮佐利斯夫婦說，維生素B_{12}應該要用注射的，但因為這種東西無害，所以我們想在見到你之前先讓巴比用口服的。他們還說，增進組織中的鎂濃度能減少肌肉痙攣的傾向，包括支氣管平滑肌。」

「沒錯。我看看：維生素C，一千毫克，每天三次；每天一湯匙鱈魚肝油；以及高效綜合維生素－礦物質補充劑，三分之一的成人分量，每天三次。所有的都是膠囊，而非藥錠形式。」

「那是因為大部分氣喘兒的消化能力都不好，而膠囊通常比藥錠更容易消化，對嗎？」芮貝卡問。

「兩者都對，但也不是百分之百正確。」

「還有，我們把所有的糖、精製碳水化合物、氫化蔬菜油和食品用化學物質都丟出屋外。」芮貝卡說：「莫妮卡告訴我，無論問題是什麼，你都建議那麼做，就是要盡量保持健康。」

「一點兒也沒錯！」我回答：「那些東西裡沒有一個與健康飲食有任何關係。」

「要花點兒時間適應，但自從我們這麼做之後，我覺得比較不容易疲倦。」大衛說。

「讓我們仔細檢查一下巴比，然後完成實驗室檢驗。當然，要經過你們的允許。」我說。

「那正是我們帶巴比來這裡的目的。」大衛說：「莫妮卡說，在兒童氣喘上，食物過敏比吸入性過敏更重要，而你兩種都會檢查。我不懂的是，檢驗他的胃和氣喘有什麼關係，能請你說明嗎？」

「當然。在一份一九三一年的出版品中，氣喘專家喬治・布瑞博士（George W. Bray）提到，在兩百名氣喘兒之中，有80%的兒童胃裡的胃酸和胃蛋白酶製造不足。當然，這會損害到消化作用、降低營養素的吸收，並且逐漸增加對食物的過敏。一九七九年，有其他研究學者發表了食物過敏，尤其是牛奶，首先會引發胃部問題的證據。」

「所以，那像是一種循環⋯⋯，食物過敏引發胃機能失常，胃機能失常又導致更多的食物過敏和氣喘。」

「大約有80%的氣喘兒都是這樣。」

「那麼以注射維生素B_{12}替代口服又怎麼解釋？」

「胃機能失常會損害維生素B_{12}的營養。而且，在一九四〇到一九五〇年代，有人發現，額外注射維生素B_{12}在大多數的兒童氣喘案例上很有幫助。」

「它的有效比率如何？」

「我只能給你估計值：約50%的案例呼吸喘鳴完全消失，約30%的案例有顯著的改善，約10%的案例只有微幅的改善，只有大約10%的案例沒有改變。」

芮貝卡說：「還有，我讀到，氣喘的死亡率在過去幾年來已經提高了。」

六個月之後，巴比的喘鳴消失了。雖然我建議他終身都要排除牛奶和乳製品，但他的食物過敏和吸入性過敏情況絕大部分都已好轉，所以他媽媽不再控制他的飲食，只是拒絕所有「垃圾食物」。他服用胃酸膠囊和胃蛋白酶膠囊來幫助消化作用，而且將維生素B_{12}的注射減少到一個穩定維持的程度，他繼續服用其他的口服補充劑。幾年之後，他依然沒再發生氣喘的呼吸喘鳴現象。

＊轉錄自強納森・萊特博士的《營養與癒療通訊》

在前面的章節裡，我們討論過慢性胃酸分泌不足可能導致各種疾病，其中大部分都屬於腸胃系統本身的疾病。然而，**胃酸不足的影響，實際上可能遠遠地延伸到腸胃道之外**，在這一章裡，我們要說明，看起來（至少從表面上看）和腸胃道不相干的一大堆嚴重疾病，為什麼有可能源自於胃酸不足的問題。還有，沒錯，恢復正常的腸胃功能，往往能夠大幅提升改善的程度。

我們可以從下頁的表格中看到一些危險且令人身心衰竭的疾病和狀況，而且如大眾所知，難以或不可能透過傳統（或常規）方法達到有效的治療，而大多數使用常規專利藥物的醫療從業人員，可能永遠也不會想到，這些問題與胃酸不足有關。

常規醫學深信，用來壓抑症狀的合成藥物差不多就是大多數疾病的最佳療方，因此，發炎性疾病（包括過敏、氣喘、類風濕性關節炎、潰瘍性結腸炎及其他諸多疾病）的標準治療方法，主要包含了強效的「抗發炎」藥物，以壓抑發炎作用帶來暫時的緩解，至於最初引起發炎反應的原因，無論是什麼，全都被忽略掉。

可能與胃酸不足有關的疾病

玫瑰痤瘡	多發性硬化症
愛迪生氏症	**重症肌無力**
過敏反應	骨質疏鬆症
乳糜瀉	**惡性貧血**
兒童氣喘	**風濕性多發性肌痛症**
慢性自體免疫肝炎	雷諾氏症候群
糖尿病（第一型—青少年）	類風濕性關節炎
濕疹（重度）	**硬皮症**
膽囊疾病	**修格蘭氏症候群**
葛瑞夫氏症（甲狀腺機能亢進）	**潰瘍性大腸炎**
紅斑狼瘡	**白斑**
黃斑部病變	

不過，假如我們從表面的症狀往下探究，就會發現一個常見的威脅，這個威脅是根據多數基礎分子與遺傳研究的案例而成立的。人類DNA的研究學者已確認一種複合體基因，叫做「人類白血球抗原」，似乎能調節許多重要的免疫作用。還有，他們發現許多疾病似乎會根據「人類白血球抗原分型」而更頻繁的「集簇」。

上面表格列出的所有**粗體字**，被各種研究學者發現在人類白血球抗原分型DR3、DR4和B8上有較頻繁的集簇。這表示，即使這些疾病及其症狀從表面上看來也許大相逕庭，但在遺傳與分子的層面上至少擁有一種（也許有更多種）共同的特徵。所有這些疾病的一大「共同威脅」，就是上段腸胃道的機能失調，這種威脅雖然未發現於百分百的上述疾病中，但被診斷出這些疾病的人當中，50%以上都有這個問題（除了對上段腸胃道的影響，這種分子與遺傳的共通性在其他方面也很好利用。舉例來說，適度使用雄激素「脫氫異雄固酮」和「睪固酮」，往往有助於治療所有與人類白血球抗原有關的疾病）。

更重要的是，我們發現，只要安全地恢復正常的胃機能，許多這些疾病的患者就能體驗到「驚人的」改善。這些治療不壓抑任何症狀，相反的，它們有助於緩和發炎的原因或其他症狀，這個特性極其重要。打個比方，想像刺到你腳上的小碎片是引起疼痛和不適的原因，你可以服用止痛藥（暫時壓抑症狀），也可以將小碎片取出來（移除問題的原因）。哪種解決方式比較合理？

別訝異！氣喘和胃酸有關係

氣喘（尤其是兒童氣喘）和胃酸有關係？聽到這個嚴重且逐漸增加的常見呼吸障礙（呼吸道發炎且狹窄造成呼吸困難）往往可能是從胃部開始的，人們總是很驚訝。

大多數的醫師老是忽略這層關係，完全未察覺早在三百多年前就出現於醫學文獻中的氣喘與胃部問題之間的關聯。最早在氣喘方面提到胃液缺乏的，是約翰・佛洛葉爵士（Sir John Floyer）的《氣喘論文》圖6-1，一六九八年首次出現於倫敦：「學者們觀察到，**胃部消化作用和黏液方面的缺陷顯而易見，被認為是立即引發氣喘的元凶。**」

如今，我們已知氣喘是由多種潛在因素和刺激所造成的複雜性疾病，但胃酸不足往往也在其中扮演了一個重要因素，這是無庸置疑的。當時服務於倫敦兒童醫院氣喘門診的英國醫師喬治・布瑞在一九三〇年發表的一篇研究報告，是現代最重要的科學貢獻之一。在專利製藥企業

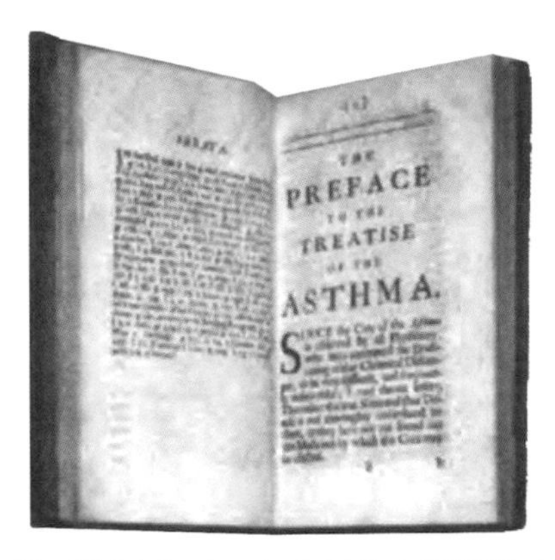
THE
PREFACE
TO THE
TREATISE
OF THE
ASTHMA.

【圖6-1】一六九八年的《氣喘論文》中，包含了首次提及胃功能損傷（後來被證實為胃酸不足）可能是氣喘的原因（取自美國國家醫學圖書館）。

尚未成為大多數醫學研究幕後黑手的時代，布瑞醫師為兩百多名六個月到十二歲因氣喘的呼吸喘鳴而求診的兒童，檢查了他們的胃內容物，他在孩子們飯後一個固定的時間間隔裡，用一根小管子通到他們的胃裡取得胃液。隨著案例的累積，他很快就看出病情發展的模式圖6-2。

- 大體而言，80%的氣喘兒胃裡的胃酸分泌低於正常值。
- 23%有輕微的胃酸不足現象。
- 48%有顯著的胃酸不足現象。
- 9%有胃酸缺乏症。

布瑞醫師追縱這些孩童許多年，並注意到胃酸缺乏在七歲以下的兒童身上最為顯著。不過，隨著他們的成長，許多孩子們的胃酸分泌都恢復正常，這往往與他們氣喘的減輕或「自然痊癒」恰好同時發生。

即便到了現代，治療氣喘兒的醫師都很清楚，孩子們過了青春期後就會因長大而不再有氣喘。在所有的氣喘兒當中，大約有一半會隨著

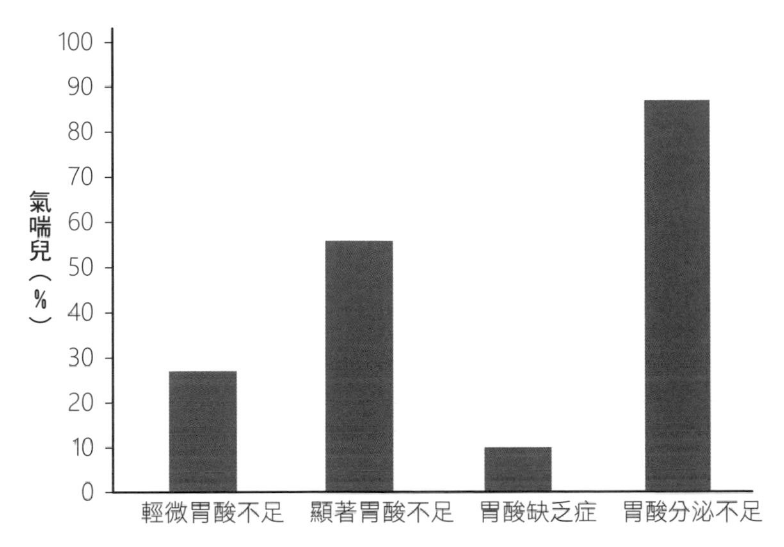

【圖6-2】兩百多名氣喘兒胃內容物的重複樣本，揭露在絕大多數案例中各種程度的胃酸缺乏（資料修改自布瑞，一九三一）。

進入青春期而自動減輕症狀。繼布瑞嘗試去了解這個現象發生的原因之後，也有少數其他研究做了相同的努力，其中一篇報告指出，「自然痊癒」只發生於「無明顯原因」的氣喘兒身上。這些原本就有胃酸不足問題的兒童，後來能夠恢復正常嗎？我們不會對答案感到驚訝，但我們永遠不會知道答案，因為研究學者從未正視過它。

當喬治・布瑞發現氣喘病患中那麼多人都有胃酸不足的問題時，他做了一件合理的事：他讓病人在餐前或兩餐之間服用胃蛋白酶和稀釋的鹽酸溶液，來替代失去的胃酸。以常規氣喘療法的標準而言，他的發現會被視為不可能，但經過三個月的療程後，他只靠胃酸療法就讓孩子們胃口更好、體重增加，而且喘鳴現象更少，最後，他們的氣喘發作都同時停止了，「在服用藥物（這裡指胃蛋白酶和稀釋鹽酸）的同時，孩子們看起來都非常健康。」但布瑞提到，假如停止胃酸療法或罹患感冒，他們也許會發生輕微的氣喘發作。

更令人震撼的是，布瑞不僅使用胃酸替代療法，還盡量不讓孩子們暴露在會觸發氣喘發作的過敏原中，使他們的改善立即見效。假如孩子們繼續服用胃蛋白酶和稀釋鹽酸度過整個冬天，他們會依然沒有氣喘現象，而且之後能安全停止治療——這聽起來真的像是一個正式療法！如果這些孩子當初被施以傳統的抗發炎皮質類固醇和支氣管擴張劑，他們可能不會癒療，還可能終身都需要依賴這些藥物。這實在是令人開心不起來的事實：**常規醫學只專注於以藥物壓抑單一症狀，卻不知道該去了解如何讓孩子們在不需要藥物的幫助下克服氣喘的方法。**

這些症狀自動消失的孩子也許會被視為「奇葩」——雖然人們往往抱持相當懷疑的態度——當他們的氣喘症狀減輕，便不再去看醫師，而醫師通常也忙於應付「病」童而無暇追縱那些不知怎麼不藥而癒的孩子們。另一方面，我們也不能仰賴專利製藥企業去找出氣喘常常會自動消失的原因，他們已投資太多金錢在研究壓抑終身症狀的藥物上，無法再將大量資金投注於研究可能找出真正療法的東西上，因為這可能會使他們壓抑症狀的藥物慘遭淘汰。令他們特別沒興趣的是，潛在「療法」是一種像是鹽酸、胃蛋白酶或維生素B_{12}等等的天然物質（不能註冊專利），因為那不能幫他們賺進巨額利潤（絕對不要忽略這個事實：製藥公司的職責並不在於治療疾病，而在於為他們的股東賺進大把銀子。一旦病人被治癒了，病人就不再需要購買任何藥物，但如果病人只是症狀被壓抑住，他們也許會對藥物終身「成癮」）。

大部分的醫師從來都不會去懷疑，來求診的孩子長大後不再發生氣喘，可能與胃酸分泌隨著年齡增長而逐漸變得正常有關，這導致他們根本無從得知，自己或許可以藉著提供孩子們胃裡缺乏的東西來加速氣喘的消失。他們一點兒線索也沒有，因為他們所知道的尚不足以令自己想到要去檢查孩子們的胃。幾乎沒有醫師會慣例檢測胃內pH值，尤其是針對氣喘的案例，但如果他們這麼做，一定會大感震驚！年齡超過六歲以上（通常是能準確檢驗胃酸的最小年紀）的氣喘兒，大約有50%到60%輕微到嚴重的胃酸不足發生率；胃酸不足的「間接」指標（從幼小孩子身上所能輕易得到的最佳指標）甚至暗示了更高的胃酸不足發生率，接近喬治・布瑞醫師之前所報告的80%的數字。

罹患氣喘的成人通常也患有逆流性食道炎和胃食道逆流。然而，他們的診斷往往是透過測定食道pH值（而非胃內pH值）來做的。請大家記住，食道中過多的胃酸，不見得就是胃內胃酸過多的訊號；事實上，**食道中酸性過高，往往與胃酸太少有關。**

測量胃酸的方法相當簡單，但它所提供的資訊卻極有價值，我們會在第七章說明測量胃酸分泌的檢驗方法。測量胃酸應該是任何徹底的醫療檢驗中很重要的一部分，但遺憾的是，它幾乎從來都不是。

氣喘的永久自然緩解——不需要藥物

在我四十多年的看診經驗裡，所有到泰奧馬診所求診的氣喘兒裡，大約有50%在三十到六十天內呼吸喘鳴的現象就得到永久性緩解，而且未服用抗發炎皮質類固醇和支氣管擴張劑。我們做了下列事項：

- **注射維生素B_{12}，當胃酸、胃蛋白酶和內在因子不足時，會造成維生素B_{12}的吸收不良：**用來消除呼吸喘鳴現象的維生素B_{12}用量往往相當可觀，幸好這種維生素很安全。
- **以補充鹽酸和胃蛋白酶的方式來恢復胃的正常功能：**雖然我們需要胃酸和胃蛋白酶的目的，是將維生素B_{12}從它的蛋白質載體上釋放出來，以達到更好的吸收作用，但對於減少食物過敏（大多數兒童氣喘案例中的主要罪犯）的發生來說，促進消化作用應該同樣重要。

- **密切注意食物過敏，尤其是牛奶：**諸如此類的過敏可能導致各種程度的過敏性胃炎，進而造成胃酸分泌不足、胃蛋白酶分泌不足，也可能造成內在因子的製造不足。
- **補充鎂和維生素B_6：**這兩者經證實能減輕氣喘發作的嚴重性和頻率。

維生素B_{12}在兒童氣喘上扮演的重要角色

維生素B_{12}或許能有效對付呼吸喘鳴的第一個線索，意外地發現於一九四九年。那是一位醫師獨自的研究發現，當時他在俄亥俄州一個營地裡調查維生素B_{12}對兒童生長遲緩的影響。他每天給孩子們服用含有十微克結晶狀維生素B_{12}的膠囊，以測試這種維生素能否促進成長。營地裡有個孩子罹患的氣喘在當時被形容成「很棘手」，一天到晚不停喘鳴，但在孩子們開始服用維生素B_{12}的一週內，他的喘鳴現象消失了。

兩年後，在另一項小型實驗中，二十名成年的「棘手類型」氣喘患者接受一千微克的維生素B_{12}注射，每週一次。四週後，其中十八名報告他們在呼吸（雖然仍有點喘鳴現象）、睡眠和一般情況方面都有所改善。

後來，一九五二年的《美國醫學會雜誌》摘錄了一項義大利的研究報告，其中指出，每天為十二名成年氣喘患者從靜脈注射高劑量的維生素B_{12}（三十毫克，幸好，幾乎不可能發生維生素B_{12}過量的情況），經過十五到二十天，喘鳴現象完全停止者占了所有研究參與者的83%（十二名患者中的十名）。在十名完全恢復正常的患者中，其中兩名後來舊疾復發，重複施以維生素B_{12}治療後反應良好。

一九五七年，英國醫師庫洛凱特（J. A. Crockett）針對他所做的一項研究提出報告，其中涵蓋了八十五名所有年齡層的氣喘患者。所有患者都接受一千微克（一毫克）的維生素B_{12}，剛開始的使用間隔是一週，後來採用不特定間隔，最久到四週。庫洛凱特醫師利用一種四級劃分系統（沒變化、稍微進步、適度進步、顯著進步），在他的實驗對象中觀察到56%（八十五名中的四十八名）的進步。他還發現，隨著年齡層不同，進步的能力也不一樣：在幼兒身上的進步比率極高（83%），會隨著年齡增加而下降，但即使是在四、五十歲的人身上，注射維生素B_{12}也能造成40%的進步圖6-3。

根據這些研究結果和其他與維生素B_{12}有關的醫學研究報告，我們從一九七六年開始建議父母每天給氣喘兒注射五百到三千微克（視孩子的年齡與體重而定）的維生素B_{12}。我們發現，在治療的三十天內，50%的呼吸喘鳴現象完全停止了，另外有30%輕微至顯著等不同程度的進步。之後根據反應的情況而逐漸減少注射，但如果呼吸喘鳴復發或變得更嚴重，就恢復或增加注射。家長們會詢問以口服替代注射維生素B_{12}

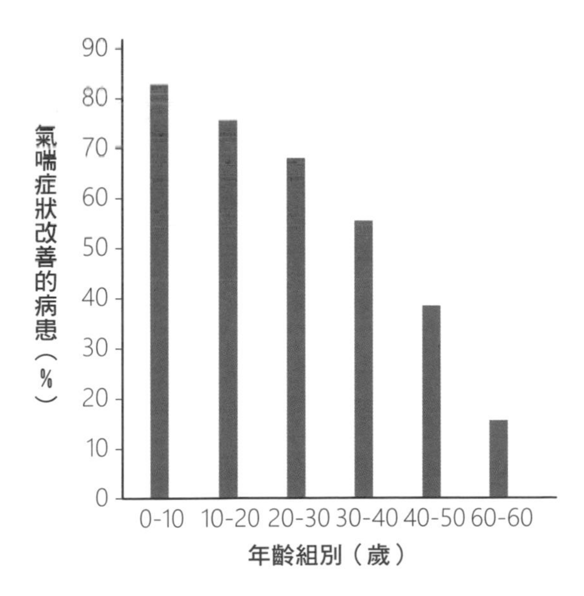

【圖6-3】維生素B_{12}對氣喘患者的影響。氣喘患者的症狀以維生素B_{12}療法改善的比例，在年紀小者身上極高，但隨著年齡增加而減少（資料修改自Crockett，一九五七）。

治療的可行性，因為如果情況不嚴重，就沒有理由不先試試口服的方法，如果沒效用（很常發生），我們可以再進行注射。

維生素B_{12}並不會立即發揮效用而停止呼吸喘鳴發作期（鎂加維生素B_6的靜脈注射在消除急性呼吸喘鳴上非常有效，而且快速得多），但通常會在每天注射維生素B_{12}的五到七天之後，開始有慢性呼吸喘鳴改善的回報，而且通常會在大約三十天之後達到「完全的效果」和「穩定階段」。

雖然維生素B_{12}能消除或大幅減輕兒童氣喘的呼吸喘鳴現象，但它不能消除過敏的發作，也不能修復經常性的基本胃部問題，或挽回因消化不良而沒被吸收到的其他營養素。這些所有可能存在於兒童氣喘中的問題都必須被積極的追蹤，否則，受影響的孩子們就無法盡可能得到健康。

氣喘與胃食道逆流：兩者之間有什麼關聯？

鹽酸、胃蛋白酶和維生素B_{12}療法的成功，顯示了氣喘的根源不在肺部，而在胃部——胃酸分泌和維生素B_{12}吸收可能受到損害的地方。一如往常的，專利製藥企業仍忽略這個線索，反而將它的大量資源直接集中在壓抑肺部的症狀上，這造成強效（且危險）皮質類固醇（如強體松、氟地米松、去炎松）、支氣管擴張劑（如沙丁胺醇、麻黃素、茶鹼）及其他壓抑發炎和擴張狹窄呼吸道的藥物的發展與普及。

由於成千上萬個由製藥企業贊助的研究，和投入在廣告、促銷及「教育」上的數億美元資金，大部分醫師今日對氣喘療法所知道的唯一一件事，就是壓抑這類症狀，他們被教導要把氣喘視為一種有時候「無藥可醫」的疾病，而只能使用抗發炎藥物和支氣管擴張劑來「控制」（以及吸入性過敏原的控制），這種方法一點兒也沒有提到氣喘的原因。過敏反應、呼吸道「過度敏感」和遺傳預設傾向等因素固然重要，但不該忽視的胃酸不足和維生素B_{12}缺乏，卻完全被排除在「雷達螢幕的死角上」。

然而，「胃裡的情況與氣喘症狀有關」這個觀點，在常規醫學領域裡，人們也有愈來愈多的認知。**光是過去十年，在氣喘與胃酸之關係上的相關科學報告就有四百多篇**，結果，除了呼吸喘鳴，胃食道逆流成為氣喘最常見的特徵之一，而胃食道逆流往往就是胃酸不足的訊號。據估計，大約有30%到89%的氣喘患者同時有胃食道逆流的毛病；相較於健康的人，氣喘患者會發生更多的胃食道逆流狀況和由胃酸引起的食道黏膜發炎。

胃食道逆流和氣喘之間有什麼樣的關聯？沒有人有肯定的答案，但那必定很複雜。舉例來說，我們還不清楚是胃液逆流引發氣喘，還是氣喘引發胃液逆流，甚或兩者有共同的起因，像是胃酸不足，或是負責腸子和呼吸道的迷走神經不活絡。

用藥物治療氣喘是很普遍的現象，但茶鹼、沙丁胺醇、麻黃素和假麻黃素等支氣管擴張劑會削弱下食道括約肌收縮的力量，因而促成胃酸逆流。也有研究指出，呼吸喘鳴的動作在呼氣時會為下食道括約肌增加壓力而導致酸性胃液逆流到食道裡。在這些機制中，有任何一個指出了氣喘患者的胃裡有太多胃酸嗎？沒有。然而，噁心、胃酸過多的狀況相當少見，而且往往與十二指腸潰瘍和胃泌素瘤等情況有關；實際上更可能的狀況是，氣喘患者（尤其是兒童）的胃酸太少。

遺憾的是，儘管**胃酸不足往往與胃液逆流有關**，但實際上醫師從來不會檢驗胃食道逆流患者的胃內pH值，更別說氣喘患者了。大部分的研究學者對於食道中酸度提高的報告感到滿足，但這根本不能當作一種新聞，它不具什麼特別的意義。當然，食道中的pH值比原本的酸度還高是胃酸逆流的定義，但它無法告訴我們胃酸的分泌量，充其量只讓我們知道下食道括約肌收縮功能失常。

即便如此，在常規醫學中，胃液逆流與氣喘伴隨發生已成了開給病人強效抑酸劑的另一個理由：逆流的胃液被吸入到肺部的情況並不少見，尤其當胃液逆流發生於睡眠時，而在較敏感的人身上，那種酸性物質可能會觸發氣喘反應；更有研究指出，當酸物進入氣管中，肺部的吸氣與呼氣能力會下降十倍。於是他們導出：如果胃酸逆流會觸發氣喘發作，那麼去除胃酸應能緩解氣喘。

這個理論站得住腳嗎？不見得。有好幾項研究調查過氣喘患者和胃食道逆流患者服用普利樂的情況，結果相當模稜兩可：一般說來，肺部功能的改善（假如發生的話）有限，而且只在劑量高到足以消除所有胃酸的分泌時才看得到。

- 治療胃食道逆流的普利樂標準劑量是二十毫克，每天一次，但在氣喘症狀（如呼吸喘鳴和呼吸道狹窄）或肺功能上沒帶來任何改善。
- 經過六週的普利樂治療（一劑四十毫克，每天兩劑），只在27%（五十六人中的十五人）的氣喘患者和胃食道逆流患者身上看到20%在用力呼氣量（肺部功能的標準測量法）方面的改善。
- 一項歐洲研究在三十六位胃食道逆流及氣喘患者身上，使用同樣相當高劑量的普利樂，儘管「在胃液逆流方面有重大影響」，但在肺功能的測定上卻「沒有發現任何效益」。來自荷蘭的研究學者們總結他們的研究結果：「……不支援密集性治療胃食道逆流以改善氣喘患者肺部症狀和功能的角色……儘管以吸入性皮質類固醇穩定治療，那些患者仍有呼吸道過度反應的情況。」
- 使用的普利樂劑量是一劑四十毫克，每天兩次（治療胃食道逆流標準劑量的四倍），三個月後在肺功能上產生了微幅、在統計上有重大意義的改善，但病患仍有呼吸喘鳴現象，而且需要支氣管擴張劑及和以前一樣的其他醫療資源。

- 一項針對過去三十年間（一九六六至一九九六年）發表於各大醫學期刊的抑酸劑報告的回顧研究發現，大體上來說，胃食道逆流患者中有69%的氣喘症狀獲得改善，氣喘藥物的使用減少了62%，夜間呼氣能力進步了26%，但沒有人的肺功能顯示出重大的進步。學者們的結論是，**抑酸劑療法「可以改善氣喘症狀，可能減少氣喘藥物的使用，但對肺功能只有一點或根本沒有任何效用。」**

這樣的背書真不夠阿莎力！

不過，藉著閱讀由專利製藥公司贊助的期刊或網站、參加由專利製藥公司贊助的會議、修過由專利製藥公司贊助的繼續醫學教育必修課程，或接受「免費」藥品樣本而得知由專利製藥公司所贊助的研究的醫師，都開始得到這樣的訊息：有些對皮質類固醇療法有抵抗性的氣喘患者，有可能獲得一些改善。於是，有些醫師（如過敏專科或家醫科）可能並不專精於腸胃醫學，但也開始把普利樂和其他抑酸劑開給氣喘患者做「仿單適應症外使用」。有時候即使病人沒抱怨有「胃酸過多性消化不良」的問題，但在斷定某些案例也許有「隱藏性」的胃液逆流情況下，他們可能還是會開這種藥。

我敢打包票，關於抑酸劑對病人的胃會造成什麼影響，這些醫師根本想都沒想過，更別說是為他們普遍的健康著想。他們真的有測量胃酸濃度嗎？甚至也測量了食道內pH值？他們曾做過機能性萎縮胃炎、幽門螺旋桿菌感染，或維生素／礦物質吸收不良的檢驗嗎？當然沒有。在絕大多數的案例中，方法都很庸俗：試試看吃藥。如果有效，很好，

繼續醫學教育必修課程變藥品促銷大會

大多數醫師都被要求每年要獲取一些繼續醫學教育學分，才能繼續保有他們的執照或證書。繼續醫學教育學分一般是透過電子郵件、線上的討論課、參加在會議中心或其他地點舉辦的會議而取得的，但這類課程要先經過製藥（專利藥物）公司的認可。雖然那些課程應該中立而不為任何特定產品做促銷，製藥公司對課程內容也不該有意見，但這是個很模糊且常被跨越的界線。舉例來說，教學人員幾乎總是出現在製藥公司的薪資名冊上，該科目的教學論題和方法也一貫地在贊助商促銷自家藥品的私心下受到主導；在許多案例中，製藥公司的影響力甚至更露骨。結果，諸如此類的「教育」課程，到頭來往往變成了幾乎毫不掩飾的藥品促銷大會，還要求醫師們從頭到尾參與。

就永遠這樣開藥單，如同一位研究學者說的：「因為（胃食道逆流）是一種慢性且頑強的疾病，也許終身都會需要做攻擊性的治療。」

如果這些藥物所做的是消除「討人厭的」胃酸，又可能造成什麼樣的傷害？足以消除幾乎所有胃酸分泌的高劑量抑酸劑，會造成慢性胃酸不足。然而，儘管付出了這樣的代價，在氣喘症狀上頂多只達到稍微的進步。

這種療法所涉及的真相真的很駭人！假如慢性胃酸分泌不足會導致氣喘，那麼有沒有可能，經年累月的服用這些藥，在某些較敏感的人身上真的會提高氣喘的風險，並且使他們更依賴傳統的皮質類固醇和支氣管擴張劑？在症狀上如此微小的進步（如果真的發生），值得付出這種潛在的代價嗎？

我們很難看出這種療法的正當性與合理性。在第七章我們將會看到，有好太多的天然方法可以減少胃酸逆流和緩解氣喘，那些方法都直接針對疾病的原因著手，不靠壓抑症狀，過程中也不會危及健康，就能產生重大的進步。

過敏、食物敏感與腸漏症

過去幾年來，醫學文獻中（尤其在歐洲）不斷出現這樣的報告：與胃酸分泌不足和胃酸缺乏症有關的不只是氣喘，還有一大堆過敏反應和皮膚疾病。喬治・布瑞醫師透過他在倫敦兒童醫院氣喘門診的經驗，發現氣喘不只是胃酸不足的兒童的唯一問題。相較於胃酸正常的兒童，他們得到花粉症、蕁麻疹、濕疹和偏頭痛的風險看起來也不成比例（布瑞醫師也報告，50%氣喘兒的氣喘父母「自然胃酸的分泌明顯缺乏」，另外50%則正常），自此之後，還有其他研究也報告了胃酸不足與急性痤瘡、慢性蕁麻疹、皰疹樣皮炎、膽囊疾病和花粉熱（過敏性鼻炎）之間的關係。

胃酸不足怎麼會令我們打噴嚏、呼吸喘鳴或發癢呢？沒有人能肯定的回答，但自從布瑞醫師的研究受到矚目後，人們認為答案就在於食物過敏和敏感。

無論是胃酸分泌不足引發食物過敏，或食物過敏引發胃酸分泌不足，這都是一個雞生蛋或蛋生雞的問題。不管是哪一個開啟了這個過程，惡性循環隨即接踵而至，對食物的過敏反應刺激腸胃黏膜紅腫、抑制鹽酸分泌，並引起全身——不僅是對食物的，還有吸入性和對微生物的——的過敏反應。

我們已經十分清楚，對於有些較敏感的人，吸入某種引起過敏的物質（過敏原，如灰塵、黴菌或化學物質）能觸發呼吸道的過敏性發炎反應——呼吸道發炎、紅腫、緊縮而使氣喘發作。人們認知不足的是，對於有些兒童，呼吸喘鳴可能往往開始於一杯優質的牛奶。由於傳說、習俗、廣告和政治影響，牛奶的地位被提高到與母親和蘋果派一樣，是美國社會中高不可及的象徵。事實上，對於極大比例的人口而言，**牛奶**

是會讓他們生重病的毒藥。在嬰兒中，對牛奶過敏是造成胃食道逆流的已知因素；喝牛奶無庸置疑的也會造成一些嬰兒的第一型糖尿病，這會使他們需終身依賴注射胰島素。當人體對牛奶或任何其他物質缺乏耐受力時，喝下一整杯牛奶可能導致胃、腸或兩者的發炎反應。

牛奶刺激胃發炎

當胃黏膜受到刺激而發炎時，會導致胃壁細胞死亡，鹽酸分泌減少。芬蘭研究學者在八名牛乳不耐症的嬰兒身上，發現他們的胃酸分泌都受到嚴重的損害，其中三名在胃中幾乎沒有胃酸。發炎反應已經嚴重損害到嬰兒的胃黏膜層，引發機能性萎縮胃炎（經胃部切片證實）。但在把嬰兒喝的牛奶轉換成母乳或豆漿後，他們的胃功能又恢復正常。

一如那個芬蘭研究所證實的，當兒童繼續飲用牛奶時——儘管他們可能對牛奶過敏——他們胃黏膜上所遭受的傷害，也許足以引發胃酸分泌不足或更糟的情況，進而阻礙胃蛋白酶和內在因子的製造。胃酸不足、胃蛋白酶不足和內在因子不足這幾種因素結合在一起，會削弱蛋白質的消化作用，和對維生素B_{12}的吸收與利用。

破壞腸道屏障

由於胃酸分泌不足或胃酸缺乏症而未消化或部分消化的牛奶（或

是對牛奶過敏，還是乳糖不耐症？

區分真正的牛奶過敏反應與乳糖不耐症是很重要的。乳糖不耐症不會牽涉到免疫系統的問題，但對牛奶不具耐受性是因為人缺乏消化乳糖的必需酵素，而乳糖是牛奶中糖類的基本形式，當未消化的乳糖到達腸子，就會引發噁心、抽筋、腹脹、脹氣和腹瀉。

其他會引起過敏的蛋白質），到達腸子後也可能引發該處的發炎反應，因而在對人體最重要的保護屏障之一的腸黏膜上造成穿孔的，**導致腸道滲透性過高**，有時被稱為「腸漏症」。

既然腸胃道實際上是通向外在世界的延伸，那麼它的主要功能之一便是要把未消化的外來蛋白質保留在腸道中，但在身體「之外」（在這裡，腸胃系統被視為身體外部，相對於全身循環系統而言，有些東西是不可以進入循環系統的）。健康的腸黏膜會允許各種維生素、礦物質、胺基酸及消化作用的其他產物通過它的細胞，進入全身循環系統，但它會阻擋「外來的」食物蛋白質、細菌、病毒、真菌和其他可能通過食道而下的東西。

在體質敏感的人身上，設法越過腸道屏障並滲漏到全身循環系統的「外來」蛋白質，可能變成使免疫系統產生強力過敏性「排斥」反應的物質。我們可以從許多方面體驗到這種反應，從腸胃道不適、蕁麻疹到可能致命的全身「過敏性」反應，在這種情況當中，身體的主要系統（包括呼吸道）開始瓦解。通常只要過敏原一移除，過敏反應就消失了，因此，只要能避免過敏原，我們就能避免過敏反應。

然而，在某些人身上，情勢更為複雜，因為一開始的過敏反應觸發了免疫系統去攻擊自己的身體，因此導致的自體免疫疾病種類非常多，端看免疫系統被誤導去攻擊身體哪個部位，這類疾病包括類風濕性關節炎、紅斑性狼瘡、多發性硬化症、潰瘍性結腸炎……等等。

腸道屏障是否會出現缺口，沒有什麼重要因素比胃內pH值更具影響力了。在這個案例中，提高的pH值會阻礙蛋白質的消化作用，並允許細菌過度滋生，兩者結合就促進了腸漏症：

- **阻礙蛋白質的消化作用：**當胃裡的pH值低於三時，蛋白質被胃蛋白酶分解成胺基酸的消化作用最有效率。當胃裡缺乏足夠的鹽酸，pH

值上升，就有大量的蛋白質無法被消化，因此進入小腸的也許不是被分解成胺基酸的小分子，而是整個蛋白質。

- **造成腸漏症：**細菌過度滋生會抑制營養素的吸收，還可能促成胃癌，此外，細菌可能也是導致胃酸不足與關節炎、結締組織發炎或其他類型自體免疫疾病之間的一環。比方說，類風濕性關節炎患者的胃裡往往有許多過度滋生的細菌。一般認為，這些細菌的產生可能直接傷害到關節和其他組織，而當細菌毒素損害到小腸黏膜，它們還可能造成更大的災難。類似的傷害可能使腸黏膜變得脆弱，而讓蛋白質和其他原本不應該被允許通過的營養素分子更容易滲透（或滲漏）。

膽結石、胃酸分泌與食物過敏

膽囊用來儲存膽汁，而肝臟製造膽汁，並將膽汁釋放出來輔助脂肪和其他營養素的消化與吸收。許多人的膽囊裡產生「石頭」，可能堵塞住膽汁的流動通道，引發膽囊發炎或感染，往往需要以手術救治。除了造成腹部反覆疼痛，膽結石也與腹脹、打嗝、胃灼熱和脹氣有關。

時間回溯到一九〇〇年代初期，當時有無數的研究指出膽囊疾病與胃酸分泌不足有關。舉例來說，在一項涵蓋五十名膽結石患者的研究裡，其中二十六名的胃酸分泌低於正常值。那麼是胃酸不足引發膽囊疾病，或這兩者都是由一般原因所引發的呢？

我們有非常好的理由相信，在大多數膽結石的案例中，那些症狀是食物過敏的結果。六十九名膽結石患者在接受為期一週的食物排除飲食（在過敏食物排除飲食裡，會將可能引起問題的一些食物從飲食中移除一般時間，然後再慢慢加回飲食裡，看看是哪種食物引發過敏反應）後，每個人都體驗到症狀緩解。當食物一個接一個加回飲食中，症狀往往又出現了。研究人員假設，食物過敏引起膽管腫脹，縮限了從膽囊流出的膽汁流量，進而促使結石的形成。

類風濕性關節炎及其他自體免疫疾病

類風濕性關節炎是一種對身體損害極深的全身性發炎疾病，會影響到許多器官，尤其是關節。經過一段時間，慢性發炎可能破壞膝蓋、髖關節、腕關節和其他關節，令人移動時感到疼痛，到最後幾乎無法行動。類風濕性關節炎是一種自體免疫疾病，它與消化作用之間的關係，可用來當作所有自體免疫問題的範本。

在許多人身上，**類風濕性關節炎開始於腸漏症。**

腸子有滲漏狀況時，外來的蛋白質可能穿透腸黏膜進入體循環，那是不屬於它們的地方。不久，它們引起免疫系統的注意，讓免疫系統倉促地派出一種叫做抗體的蛋白質大軍，要找出並摧毀入侵的蛋白質（過敏原）。兩軍以發炎性敏感或過敏反應的形式兵戎相見，有些過敏原的戰場也許在皮膚（例如蕁麻疹、紅疹），有些也許在呼吸道（例如氣喘），但戰爭開打的地點就在腸胃道裡也很常見，結果會造成機能性萎縮胃炎、乳糜瀉、腸道炎症、潰瘍性結腸炎……等疾病。

假如抗體所做的一切就是摧毀入侵的抗原，那麼我們感受到的也許只是過敏反應期間的短暫不適（但可能很劇烈）；當所有抗原被摧毀或中和，抗體會退回到身體的中立地帶，等待下一次的進攻。然而，在某些脆弱的人身上，抗體在沒有弄得很清楚的狀況下，除了會攻擊特定的外來蛋白質（如牛奶），有時也會攻擊體內很像牛奶蛋白質的東西，換句話說，就是一種自體免疫反應。

自體免疫疾病有許多形式，就看牽涉到什麼組織。這些疾病包括古巴士德氏症候群（肺及腎臟）、橋本氏甲狀腺炎（甲狀腺）、全身性紅斑性狼瘡（結締組織）、類風濕性關節炎（關節）、硬皮症（皮膚與結締組織）、腎絲球腎炎（腎臟）、第一型糖尿病（胰腺）、修格蘭氏症候群（眼睛、淚腺、唾腺、結締組織、關節）、腸道炎症（腸胃道）、多發性硬化症（神經組織）等。一個人罹患其中一種類型的自體免疫疾病，同時有其他自體免疫疾病的症狀，這種情況亦相當常見。

無論是以什麼樣的類型出現，自體免疫疾病通常都非常嚴重且凶猛，難以用常規醫學方法治療。一旦身體開始胡亂地大量釋出抗體來對付自己的組織（這種「敵人」源源不絕），也許就無法停止下來了，至少直到所有組織都消失。這就是自體免疫疾病被看得那麼嚴重的原因。

錯置的目標

既然常規醫學一直用抑制的方式來面對發炎反應，難怪類風濕性關節炎（以及其他大多數自體免疫疾病）的標準療法一直是使用某種抗發炎藥物。藉著鎮壓發炎反應（即抑制住部分的免疫系統），這些藥物也許能達到某種程度的暫時性症狀緩解，但到最後，這種方法一定是失敗的，壓抑症狀對於去除致病原因或停止發炎作用根本毫無用處。若我們停止服藥，發炎狀況又會立即恢復（另一個關於復發的論題：停止服用抑酸劑後會發生什麼事——恢復胃灼熱感，有時來勢凶猛）。

所有類型的抗發炎藥物其實都是危險的化學藥劑，有一長串的潛在副作用，包括死亡。用來治療類風濕性關節炎（及其他發炎性疾病）的主要抗發炎藥物包括：

- **類固醇：**這是抗發炎藥物中最強效的一種。大部分的類固醇都是類似天然腎上腺皮質類固醇荷爾蒙的，已註冊專利或從前註冊過專利的化學合成物，氫羥腎上腺皮質素（例如：強體松）。那些都是非常危險的免疫抑制劑，即使可以「直接」使用。

- **非類固醇抗發炎藥物（如阿斯匹靈、Motrin、Advil及其他類型的布洛芬止痛藥）：**許多較不強效的類固醇不需要處方箋就能買到，即使這類藥物可能極危險，尤其是關節炎之類的患者會長期服用。雖然一般都認為非類固醇抗發炎藥物比類固醇安全，**但這類藥物的使用仍與每年在美國的七萬六千名住院治療和七千六百名死亡人數有關**，大部分是由於腸胃道的損害（如潰瘍）。
- **COX-2抑制劑（第二型環氧化瓷抑制劑，如希樂葆、萬絡）：**對腸胃道來說，這些第二代的止痛退燒藥被認為比傳統的止痛退燒藥溫和，但由於缺乏大規模、長期的經驗，我們對於它可能造成的傷害仍不清楚。COX-2抑制劑已知能抑制新血管的生成，表示這類藥物可能會阻礙胃部潰瘍的癒合。

胃酸不足症是類風濕性關節炎的根源？

常規醫學把重點放在壓抑症狀，長期忽略一個完全不同方向、已有百年之久的研究領域。根據這些研究，類風濕性關節炎（及其他自體免疫疾病）的根源，有時可能在於缺乏胃酸。

時間回溯到一九一二年，一群英國醫師報告，十名慢性關節炎患者的胃酸都低於正常值，當中有些案例甚至完全沒有胃酸。那些醫師發現，在補足胃裡所缺乏的東西——鹽酸、胃蛋白酶和其他因素——而使胃恢復到較正常的狀態之後，那些病患的關節炎症狀就能達到某種程度的改善了。

數十年來，不斷有類似的結果發生，大多數的研究來自於美國以外的實驗室和診所，尤其是歐洲、亞洲和南美洲。

- 一項一九三九年的德國研究發現，那些最嚴重的類風濕性關節炎患者的胃裡，較可能只有一點或根本沒有胃酸，但由於未知的原因，其中好幾個人的胃酸分泌最後又恢復正常，而當胃酸量恢復正常時，他們紅腫的關節也開始痊癒。
- 一項一九四五年的義大利回顧研究引用了十項其他研究，這些研究每個都指出，類風濕性關節炎患者有高比率的胃酸不足和胃酸缺乏症；在其中一個研究裡，類風濕性關節炎患者可能有胃酸缺乏症的機會，是正常對照組的五倍。
- 泰奧馬診所的經驗證實了，類風濕性關節炎患者有極高的可能會發生胃酸不足和胃酸缺乏症。

在一九二〇年代、一九三〇年代和一九四〇年代裡，高劑量的阿斯匹靈幾乎是當時在醫學上唯一的抗發炎藥物。胃酸不足與類風濕性關節炎之間的關聯，是醫學上對此病症的病因、安全治療和可能療法的少數真實線索之一，但從一九四〇年代晚期開始，專利製藥公司開始推出且強力促銷強效抗發炎藥物，其迅速壓抑症狀（發炎）的能力，很快就奠定了它治療類風濕性關節炎的地位。

變形蟲療法治療類風濕性關節炎？

另一個前瞻但被遺漏的類風濕性關節炎領域研究，是由羅傑・威本梅森（Roger Wyburn-Mason）博士所發起的，他發現在他檢查過的所有類風濕性關節炎患者的關節裡，有一種特殊的變形蟲，並且指出他以抗變形蟲療法成功治療了這些案例。

威本梅森博士並未調查變形蟲與胃酸不足之間的關係，但我們大致上都清楚它的運作原理——胃酸會殺死食物中和水中的微生物，而這些東西往往是感染變形蟲的來源。

前瞻性的研究指出，探討與處理胃酸的問題得不到任何專利製藥公司的金援，因為牽涉其中的似乎沒有任何專利產品，只有平價、不可註冊專利的天然物質，像是鹽酸和胃蛋白酶。缺乏專利製藥公司的支持，通常代表在醫學研究上沒搞頭，因為美國食品藥物管理局和醫學集團所要求的，需做出有任何實際醫療效用且有良好對照的大型研究，通常成本太高而難以執行，只有專利製藥公司（有時是聯邦政府）才有夠深的口袋去應付。況且，在治療上，通常是唯一可行的「另類」療法係屬小型的獨立研究，鮮少能發表於主流醫學期刊中或醫學會議上，因為那些期刊和會議主要是由專利製藥企業所贊助。

這些研究結果由於缺乏背書，所以醫學管理機構很容易把那些非專利的醫學研究看成——最好的狀況是「未經證實」或最糟的狀況是「江湖騙術」，而不予理會。

毫不意外的，一旦抗發炎火車駛離車站，與類風濕性關節炎「有關的胃酸問題」很快就被所有醫師和研究學者遺忘，除了那些了解皮質類固醇、止痛退燒藥及其他抗發炎藥物只能代表死胡同的少數人。

所幸，已點燃的火焰仍持續燃燒。一九八六年，一群來自負有盛名的瑞典卡羅琳學院的研究學者證實了之前同仁的發現，在檢查了四十五名類風濕性關節炎患者的胃內容物後，發現其中十六名（36%）幾乎沒有胃酸，表示那些患者患有嚴重的機能性萎縮胃炎，而且罹患類風濕性關節炎最久的人，胃酸也最少。那些瑞典學者也證實了無數個之前的研究，發現他們看過的20%類風濕性關節炎患者有較高的胃泌素濃度（高胃泌素血症），通常是胃酸不足的徵兆。下頁的圖6-4顯示一群義大利研究學者，在類風濕性關節炎患者身上發現高比率的機能性萎縮胃炎（65%）。圖6-5顯示一項英國研究的結果，他們發現類風濕性關節炎（以及其他相關類型疾病）患者的胃酸平均分泌量比一般人低很多。

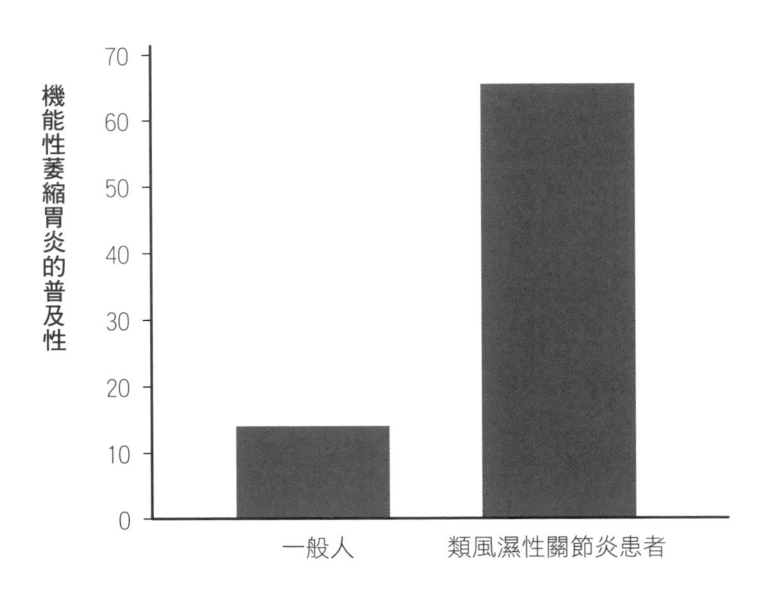

【圖6-4】相較於一般人，類風濕性關節炎患者罹患與胃酸不足有關的機能性萎縮胃炎的比例極高（資料修改自RMarcologngo等人，一九七八）。

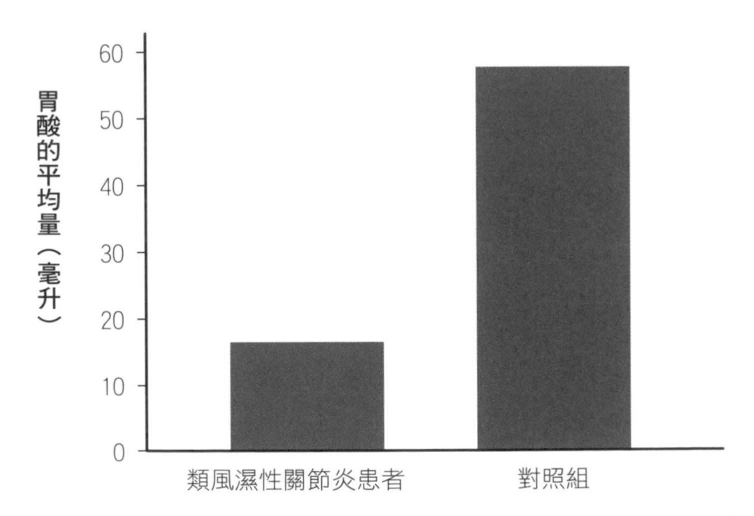

【圖6-5】類風濕性關節炎患者胃部的鹽酸分泌急劇減少（資料修改自Olhagen等人，一九七四）。

開啟自體免疫疾病的大門

雖然止痛退燒藥（及其他抗發炎藥物）是用來改善類風濕性關節炎患者生活的，但長遠來看，這些藥物特別具危險性。首先，它們很可能引發腸胃道疾病，其次，它們被廣泛促銷且容易取得。就像食物過敏原一樣，止痛退燒藥可能損害腸黏膜，造成腸道滲漏。無論是由胃酸缺乏症、細菌感染、食物過敏、飲酒過度、藥物反應或其他原因所引起的腸道滲漏，都會為所有類型的過敏和自體免疫疾病開啟一扇大門。

從避免食物過敏原到補充胃酸

在泰奧馬診所和自然療法的整個世界裡，**任何自體免疫疾病療程的支柱，就是確認、消除和擺脫食物（及其他）過敏和敏感。**雖然光靠這個方法很少能徹底治療自體免疫疾病，但所達到的改善效果卻很重大。無論是什麼特殊的自體免疫問題，主要的治療方法一定是從食物過敏下功夫。與此相似的，**任何自體免疫疾病的另一治療支柱，是檢驗與（當發現時）治療胃酸不足及其他消化機能失常。**胃酸不足問題太常見於各種自體免疫情況中，以至於沒在患者身上發現這種情況時，我們反而會感到意外，而矯正胃酸不足或其他消化機能障礙問題，可促進自體免疫疾病的重大改善。自然療法醫師因追蹤這條線索而一再看到這種改善，相較之下，常規醫學的從業人員鮮少會為自體免疫疾病患者檢查胃酸不足與消化不良的問題。

雖然目前只有一小群的小型研究曾系統性地檢查過食物過敏與自體免疫疾病之間的關聯，但有些人真的因此受惠。舉例來說，有一項研究讓二十二名類風濕性關節炎患者遵循過敏食物排除飲食。有二十名（91%）患者的關節炎獲得改善，而且其中十九名能夠指出是哪些特定食物讓他們的健康更糟。好幾個其他小型研究也報告，在某些類風濕性關節炎患者的飲食中做些改變，結果得到良好的反應。艾倫・嘉畢醫學博士（Alan Gaby）在研究報告中指出，類風濕性關節炎患者若能避免過敏性食物，在情況較不嚴重的年輕女性（二十五至四十歲）身上效果最好，他見過約莫十五名符合以上描述的患者，而且她們每一個都只靠飲食改變就得到大幅的改善。

對於紅斑性狼瘡，相關的支持證據也只有類似的梗概，但仍具建設性。在一份研究報告中，幾位醫師檢驗一名患有紅斑性狼瘡的兒童，發現他的血液裡有抵抗牛奶的抗體，這表示他的免疫系統會對牛奶蛋白質產生負面反應。當牛奶從那個孩子的飲食中刪除後，他的紅斑性狼瘡症狀便消除了，而在其後的兩個情況下喝了牛奶後，症狀又復發。一項涵蓋四名紅斑性狼瘡患者的澳洲研究也指出，當患者避免掉過敏食物並服用某些營養補充劑時，症狀有驚人的改善。用來診斷和監測紅斑性狼瘡的標準檢驗法顯示，這些人恢復正常了。

為了找出哪些人最可能受惠，並且研發出比從前更有效的治療策略，還有許多工作有待完成。很顯然，這樣的研究不會來自於製藥企業，長久以來他們已證明自己的興趣只在比壓抑症狀好不了多少的專利療法上。

從治療的角度來看，為了嘗試修復滲漏的腸子（或者一開始就做好預防腸漏的工作），去除掉可能刺激腸胃道、引起過敏並可能觸發危險的自體免疫反應的藥物和食物，恢復胃裡所缺少的、能迅速摧毀入侵的細菌，同時能（加上胃蛋白酶）在蛋白質滲漏到體循環系統前分解它們的胃酸，不是更合理嗎？

使腸胃道恢復到正常、健康的狀態，細菌才不會在胃裡滋生，外來蛋白質也不會穿過腸道屏障而滲漏。根本不需要昂貴、危險的藥物，只要用各種天然（不可註冊專利的）物質，往往就能安全、有效的達成目標。然而，由於販售自然療法無利可圖，所以控制了美國絕大多數醫學研究的製藥企業絕不會去研究或製造那些療法。事實上，他們還會處心積慮的詆毀那些療法，因為那些療法的存在一旦被傳出去，自然療法就會威脅到他們在醫療業務上的操控優勢。

也許有人會問，如果這些自然療法的效果那麼好，為什麼美國食品藥物管理局不贊助或提倡相關研究呢？答案很簡單，美國食品藥物管理局和專利製藥企業是一體兩面，食品藥物管理局的角色從來就不是要促進醫療科學的進步，它對發現紅斑性狼瘡或任何其他疾病的療法都沒興趣。相反的，議會指派給它的角色，是確保在美國上市的藥品和食物既安全又有效。為了達到這個目的，美國食品藥物管理局訂定一個藥物的核准程序，既昂貴又繁瑣，其實就是在擔保只有專利製藥公司才能負擔得起新療法的研發並且得到「核可」。

由於這個系統的運作方式，自然療法無論可能多有效、多安全，在美國食品藥物管理局和醫療集團眼中，它們注定永遠只能背負著「未經許可」的標籤。「未經許可」的療法頂多只能被當作無害，浪費錢的東西，而最糟的狀況是被視為「危險」和「騙人的玩意兒」。事實上，因為缺乏充分的研究，他們永遠也不會知道自然療法是真的，而且對他們無害。

對於每天使用這些療法，而且知道它們是多安全、有效的我們來說，使用自然療法是「想都不用想的事」。每一天，我們都有慢性「不治之症」的患者達到驚人的緩解程度，而且往往痊癒，而我們所做的，只不過是謹慎運用我們精心挑選的一些自然療法。

Chapter 7

用自然療法徹底根治

用好胃養出好身體

「我仍然不敢相信！」強・赫奇庫克驚呼：「服用鹽酸膠囊讓我的胃灼熱和『胃酸過多性消化不良』消失了！你能再告訴我一次它是怎麼做到的嗎？」

在我來得及回答之前，他太太莎拉說：「你不記得了嗎，強？醫生上次才告訴過你，就在測定過你的胃酸之後。沒有人知道它是怎麼做到的，但一百多年來，醫生們觀察到，**把胃酸不足恢復到正常狀態，往往就能消除胃灼熱、胃脹和消化不良**。也許我們現在該討論的是你的記憶。」

「但我就是很難相信嘛！」強回說：「過去十年來，好幾位醫生一直告訴我說，我的胃酸過多，因此造成我『胃酸過多性消化不良』和『胃液逆流』。他們開了胃酸中和劑和抑酸劑給我，還跟我說最好要持續服用，因為可能對我的食道造成永久性損害的『都是那些胃酸』——即便我覺得症狀沒那麼糟。你確定服用那些鹽酸膠囊不會灼傷我的食道嗎？」

「你有任何灼熱感嗎？」我問。

「強告訴我，自從他開始服用那些膠囊的第二週起，他就不曾感覺過任何的胃灼熱了。」莎拉說。

「沒錯。」強說：「但我仍然很想了解。不只醫生，還有那些電視廣告，他們統統在告訴我們關於『胃酸過多』的事，甚至利用動畫示範胃酸怎麼『攻擊』食道。如果沒實際上做過胃酸測定，我是不會相信的。」

「我很慶幸你做了。」我說：「在看過差不多幾千份精確的胃酸測定檢驗之後，我發現，那些有所謂**『胃酸過多性消化不良』毛病的人，實際上超過九成都是缺乏胃酸的消化不良**。替代部分或所有失去的胃酸，再加上胃蛋白酶，就能消除大多數案例的胃灼熱、脹氣、腹脹和消化不良。」

「但我仍然很想了解它是怎麼運作的。」強說：「我是一個工程師，不知道這件事的運作原理會令我輾轉難眠。如果我沒有親眼見到自己的胃酸測定結果，根本不會去嘗試那個什麼甜菜鹼鹽酸—胃蛋白酶東東的。」

「很遺憾，我並無法對它的運作提供一個合理的解釋。」我說：「如果有足夠的研究經費，我相信這是可以研究出來的，但是不可註冊專利的自然療法得不到研究經費，所以現階段我們只能根據觀察結果去做。」

強露出微笑。「我必須承認，一直以來，工程學也不是百分之百精確的科學，但我們做工程師的喜歡讓大眾保持這樣的錯覺。不過，我們看起來比醫學精確多了。將近十年的時間，我一直被診斷為『胃酸過多』，卻**從沒有人真正去測定過我的胃酸**。」

「我很高興莎拉說服你了。」我猶豫了一下，然後問：「你是一位工程師，那麼對於工程學理論的看法又怎麼樣？當然我是指未經證實的。」

「相信又何妨？有個理論在，總比根本沒答案好。」

「那麼回饋圈理論呢？」

「那還用說，它是基本的工程學。」

「希望你有點時間聽我解釋。」

「沒問題，只要你不收取額外費用。」強微笑著說。

「不會的，我保證。好……你從電視上看到的，和從醫生那裡聽來的，都只是部分的真相。胃灼熱的疼痛是由胃酸引起，但不是過多的胃酸，實際情況常是胃酸過少；只要一點點的胃酸出現在不對的地方——食道——就可能真的會痛死人。記住，**胃酸不會灼傷正常的胃。我們的胃天生能忍受胃酸、製造胃酸，即使胃酸的酸度是一般組織的十萬倍。**為了達到最佳的消化作用，絕對需要這麼強力的胃酸。相較之下，我們的食道……還是我們的一些食道？管它的……天生就無法處理胃酸，連處理弱酸都做不到。在正常情況下，食道受到下食道括約肌的保護，可免於胃液逆流的侵襲。正常的情況下，括約肌打開讓食物和液體從食道進入胃部，然後閉合以防止胃酸逆流到食道裡。」我接著說：「有許多原因會造成下食道括約肌機能失常，並且失去它原本的閉合能力。尼古丁和咖啡因是常見的刺激物，酒精有時候也是；未意識到的食物過敏和敏感，比意識到的更常是引起下食道括約肌機能失常的原因；但在我的經驗裡，胃酸不足是最常見的原因。」

「現在我要進入『回饋圈』理論。我看看……我知道你是個工程師，但我想莎拉並不是，所以……我知道該怎麼做了。」我轉向詢問莎拉：「妳曾經把馬桶後方水箱的蓋子拿下來過嗎？」

她面露驚訝的表情，「是的。」

「我相信你注意過，當水箱沒水時，會有水補進來。當水面上升，浮球被抬起，然後啟動了活栓，流入的水量逐漸變小，直到完全關掉。」我轉過頭去看著強，「我知道對於機械系統來說，這並不是一個很好的比喻，但很接近。這是極可能的，儘管未經證實，胃酸酸度上升……技術上來說是pH值下降……在正常狀況下，下食道括約肌（或類似的組織）會『感應到』酸度增加，然後把自己閉合起來。簡單的說，就是一個在括約肌上的『酸性感應回饋圈』，但這只是理論，尚未證實，實際情況也許不一樣。」

強思索了一會兒，「聽起來似乎很有道理，但是沒有人查證這點過嗎？」

「並不是我……我們……可以找出來。我的意思是，我查過了，而且有些相當有抱負的年輕醫生也在醫學圖書館裡花了許多時間查找，但我們在這上面找不到任何相關的研究。」

「唔，我會採取切合實際的工程學觀點，並且同意我的經驗……就像你說的一樣……顯示了，服用鹽酸膠囊能防止胃酸逆流到我的食道裡。」強說：「問題是，現在我四十九歲，接下來的四十九年裡，我也必須每餐服用鹽酸胃蛋白酶膠囊嗎？如果我能活那麼久的話。」

「如果你能活那麼久，未來的四十九年裡你很可能都要這麼過。那就是我一直催促你先到這裡來做檢驗的原因！你難道不記得？我們真的要好好檢查他的記憶力了，醫生。」莎拉微笑道：「你難道不記得我告訴過你，如果你繼續服用那些抑酸劑，就不能適當消化蛋白質、不能得到所有應該得到的胺基酸，也不能好好的消化和吸收礦物質？我注意到了，自從你的消化作用開始變得正常之後，沒有多久時間，你就稍微有了一些活力，做事也變得更加有幹勁。如果你沒有得到足夠的營養，就不可能活得長久健康！」

「莎拉說的沒錯。」我贊同地說：「而且所有她表現出的熱忱，都表示她在乎。但要回答你的問題……雖然隨著老化會愈來愈難做到，但我們所能做的一些事，是讓我們的胃恢復到完全正常的製造胃酸功能。不過，那並不會『自然發生』，通常需要下點功夫——特意的。」

「要怎麼做？」

「有兩個基本層面：去除會干擾正常功能的『壞東西』，並且用『好東西』和其他技術來助長正常功能。在『壞東西』方面，要檢查胃裡的幽門螺旋桿菌——我們已經幫你檢查過，是陰性——然後要設法擺脫它。對於正常的胃功能而言，其他的『壞東西』包括我們許多人都會有的各種食物過敏，尤其是牛奶和乳製品。在某些案例中已經證實，食物過敏或敏感可能會嚴重干擾正常功能。舉例來說，現在已經確定牛奶會引起胃食道逆流，那麼，刪除牛奶就能解決問題。」

「那成人的胃食道逆流呢？」

「我發現食物過敏，尤其是對牛奶和乳製品過敏，在許多成人的胃食道逆流問題上，是一個經常性原因或促成因素。但遺憾的是，沒有人發表過『對照』研究。現在我們講到哪裡了？哦，對……最好也要刪除精製糖，因為它是造成胃部不適的直接刺激物。我知道你不抽菸，但如果你抽菸，我會建議你戒掉。」

「那麼酒呢？」

「啤酒和葡萄酒似乎沒有問題，尤其是葡萄酒。甚至有吃飯搭配一點葡萄酒能促進消化之類的諺語，雖然未經證實。不過，蒸餾過、酒精濃度較高的，絕對是禁忌。高濃度的酒類，事實上是『浸泡』或以非常方法保存組織的好工具。」我繼續說：「我還沒說完。水中的氟化物和氯可能會抑制我們胃裡用來製造胃酸的一種或多種酵素，所以在大部分的公共用水，即使只有很少量的氟化物和氯，我們最好還是不要喝。

現在來講講『好東西』的層面。幾個世紀以來，在許多歐洲國家，以前的人們都會在飯前喝『苦藥』來促進消化功能。在餐前喝的苦藥叫做『開胃液』，一九〇〇年代初期，有一位研究學者宣稱苦藥不能幫助消化，但有其他人發現，如果消化液的分泌量一開始是低於最大限度，而苦藥真的有經舌頭嚐到（假如是用吞的而沒經過品嚐苦味就沒用），且之後胃裡一定要有食物讓苦藥發揮作用，那麼，苦藥的確能增加胃酸和胃蛋白酶的分泌。

在工程學上，那一切都很合理。如果胃裡沒有東西讓苦藥處理，或者胃的運作很順利，它們就沒理由發揮作用。

更近代的研究結果也支持了早期的研究。龍膽和苦艾的口服液——兩者是最常使用的苦藥口服液——要在餐前五分鐘服用，以刺激消化液的分泌。這兩種液態草藥也能夠促進膽汁從肝臟湧出，有助於後面階段的消化作用。」

「那麼如果我決定要使用這兩種東西，我該怎麼做？」

「找到龍膽或苦艾口服液，一般的劑量是五到十滴，以一比五的比例稀釋於二十毫升左右……差不多是一又二分之一湯匙的水中，大約飯前十五分鐘服用。大部分的藥草學家都建議，要慢慢啜飲稀釋於水中的苦藥。」

「我很高興你把它寫下來了。」

「抱歉，我知道這是需要點技術的。天然食品商店或複方藥局，在這一點上也能給你幫助。」

「要讓我的胃靠自己恢復到正常狀態，還有什麼其他事情是我能做的？」

「目前我們對於其他方面的事情還不清楚。如同我之前提的，這是無法刺激起他人金錢動機的研究。總之，你要盡一切可能去改善自己整體的健康：良好的飲食、補充劑、運動……」

「你忘了兩件事，醫生。」莎拉說。

「哪兩件事？」

「唔，你不是真的忘記其中一件，但我了解強，一定要對他再強調一次。他不是那種會按時服用補充劑的人，但他必須記得隨著每一餐服用甜菜鹼鹽酸—胃蛋白酶膠囊！那些膠囊不只能幫助他更有效地消化和吸收所有的營養素，也能增加他胃部自我修復所需的所有營養素的消化與吸收的機會！」她看著強。

強擺出投降的姿勢。「好好好，我知道了，莎拉，我會按時服用的。」

「我不是想對你嘮叨，強。我閱讀過無數的資料，如果我們活得夠久，我們的消化功能很可能慢慢衰退，所以有一天我也會需要服用消化輔助劑。」

「那第二件事是什麼？」強問莎拉。

「禱告、觀想、沉思——這些都是集中你的意念來促進健康的技巧，我指的是你的胃。」

「你覺得呢，醫生？」強問。

「你娶了一個很聰明的女人。」我回答。

◈ ◈ ◈

胃酸中和劑和（或）抑酸劑看起來應該是治療胃灼熱、胃食道逆流、「胃酸過多性消化不良」的好方法……，只要我們假裝這些毛病是由胃酸過多引起的，也假裝雖然身體竭盡所能地將鹽酸濃縮在胃裡，但其實我們的身體並不需要鹽酸。在美國（不管是不是醫師），在製藥企業的鼓舞號召下，一年花在抗酸藥物上的錢超過七十億美元，他們心甘情願的選擇相信這些神話，而不把細菌過度滋生的風險當一回事，也否認鹽酸在消化蛋白質方面的價值。如同著名的基礎醫學教科書《消化作用摘要》中的聲明：「胃酸和胃蛋白酶並非消化蛋白質所必需。」那本書的作者假定，胰臟酵素就足以應付這項工作。

當然，他錯了，他完全忽略胃酸對礦物質消化作用與吸收作用的影響。

他沒有提出對照研究的證據，證明蛋白質的消化和其後胺基酸及胜肽的吸收，與有胃酸時和沒有胃酸時是否一樣。他忽略且未提到，**胰臟酵素的分泌可能在胃酸過少和胃酸缺乏症的狀態下受到損害。**但由於大多數醫學院裡都教導這個觀念（指靠胰臟酵素就足以消化蛋白質的論點），因此年輕的醫師很快就學會忽略鹽酸和胃蛋白酶在適當的消化作用上的價值，他們忘了胃酸能提供抵抗細菌的屏障。看起來，胃酸出現在他們搜尋雷達上唯一的時刻，是當它「引發」潰瘍、胃灼熱、胃食道逆流或食道癌的時候。結果，胃酸被非議成當它開始引發問題時我們應該害怕和抑制的東西，有時是在事發之前就該抑制。

有人這樣推論，假如胃酸會引起疼痛或不適，我們就該有的愈少愈好。如果胃酸中和劑坦適錠或羅雷茲不夠好，何妨搬出重量級的產品，像是保胃健或善胃得，或者是更好的普利樂和普托平，然後一槍擊斃胃酸怪物？事實上，由強力抑酸劑的普遍提倡和居高不下的銷售量可以看出：今日的趨勢是，即使是面對輕微的胃灼熱案例，也要追求使用針對這些腸胃道的「核子武器」。令人難以相信的是，最近普利樂的製造商要求美國食品藥物管理局允許以無處方箋的方式販售他們的藥物（畢竟它的專利快要過期了，更強效的藥物將接踵而至。普利樂是與善胃得、保胃健和其他「曾經是」抑酸劑的藥物，一起在藥局和超商上架販售的完美替補者）。幸好，美國食品藥物管理局諮詢小組難得清醒的拒絕了藥廠的要求，至少目前是這樣。

更棒的辦法

我們有更好的方法去應付「胃酸過多性消化不良」，那是一種天然、符合生理機能，而不會不利於身體的方法。我們相信——而且有許多科學證據（更別說常識）的支持——**胃酸的存在是有理由的（很多理由，真的）**，當「所謂的」胃酸過多導致消化不良開始爆發時，較有可能反映的，其實是胃酸過少，而不是過多。

因此，唯一怎麼說都合理的治療策略，就是把腸胃道缺乏的東西補充回去，而不是進一步的耗損它。鹽酸不足，就補充鹽酸；對胃蛋白酶和其他消化酵素的做法也一樣。這個策略不只對消除胃灼熱和胃食道逆流有效，它對修復胃部阻擋細菌的屏障也有效，更不用說腸道屏障。

既然腸胃系統從來沒有缺乏藥物的問題，所以它也不需要用任何藥物來恢復它的正常狀態。我們在本書後面建議的每一件事，不是以自然方法建構腸胃系統（像是鹽酸和胃蛋白酶），就是使用自然存在的物質（例如洋甘草或乳香脂等）來恢復其正常狀態以幫助癒療，而且即使直接使用也幾乎不會引發什麼傷害。

在程度屬輕微至中度胃灼熱、「胃酸過多性消化不良」、腹脹和脹氣的案例中，泰奧馬診所實際檢驗胃酸分泌（參見一七七頁）的結果顯示，胃酸過少發生於自一九七六年來檢驗過的數千個案例中的90%以上。在這些案例中的「自然策略」，幾乎必定是成功的。

即使是被診斷為胃食道逆流的嚴重案例，實際檢驗結果也顯示，胃酸過少占了所有案例的90%以上。遺憾的是，**當問題變得嚴重時，特別是食道中有組織損傷時，使用完全的自然療法可能為時已晚。**在這種情況下，我們建議採用新進的手術，像是能修復下食道括約肌瓣膜的「胃底折疊術」，這類手術並不像抑酸劑那樣可能導致營養缺乏症和相關疾病。但是，利用自然方法好好加以控制，即使是嚴重的胃食道逆流案例，有些也可以逐漸復元。

在情況較嚴重的案例中，很重要的一點是，**要找一個精通營養醫學的醫師。**此外，由於使用鹽酸胃蛋白酶膠囊可能會產生副作用（極罕見），最好在使用前先詢問了解這種藥劑的醫師。

我們都知道，常規醫學對自然療法很不以為然，藐視那些自然療法所認可且顯然缺乏研究支持的奇怪「藥物」。從這個角度來看，自然療法的基本前提——以鹽酸（和其他的天然方法）治療所謂的「胃酸過多性消化不良」——似乎太過荒謬了。

當我們在討論專利的主題時，也不要忽略了這些所有的自然療法都是不可註冊專利的事實。如同我們在本書中不斷提到的，在美國操控了大多數醫學研究的專利製藥公司，只對已註冊專利的「私有」產品有興趣，因為只有他們才能販售。在定義上，這是排除所有天然產品的，因為它們不可註冊專利。製藥公司不僅沒有興趣研發自然療法，甚至還理直氣壯的去貶抑那些療法，因為自然療法代表的是安全、有效、平價的競爭對手。

許多聲稱對鹽酸替代療法做過系統性檢驗的期刊文章和教科書，對於自然療法都一致達成負面的結論。在一項典型的「合法」研究中（結果發表於《新英格蘭醫學期刊》），作者斷定，在人們沒有做過胃酸測定的一些案例裡，「……以溫和飲食療法、鎮靜療法和適當地留意將腸道排空，看起來比『鹽酸』替代療法更有效。」但只要仔細閱讀這份研究，便能揭露嚴重的瑕疵。

舉例來說，作者注意到在以鹽酸治療的患者身上，胃灼熱症狀實際上在治療初期就消失了，但在維持此療法的情況下，後來又復發了。作者沒有看到半滿的杯子，而是選擇看到半空的杯子，並利用這個發現去爭辯說，有沒有替代胃酸都是沒差別的。然而，他只用了少量的鹽酸（即便受試者有嚴重的胃酸缺乏症），而且受試者的情況也能被斷定為胃蛋白酶酵素缺乏活性及維生素B_{12}吸收不良。我們每天以自然療法成功治療「胃酸過多性消化不良」的人都知道，通常在適當替代胃酸且胃蛋白酶和維生素B_{12}也都恢復的情況下，鹽酸替代療法才能發揮最大功效。此外，儘管胃酸不足的患者對鈣和鐵的吸收狀況不佳，這位研究學者也不會在受試者的飲食中添加。還有，儘管事實上在某些案例裡，症狀很明顯是「受到特定類別食物的誘發」，但他仍不建議在鹽酸替代療法期間刪除那些食物。

所以，得到這樣的結論，我們有什麼好驚訝的？正如我們在本書中一直提到的，利用鹽酸來治療各種腸胃道功能不良的機能失常，早在現代製藥企業興起前就存在了。雖然以現代的眼光來看，早期的研究也許並不符合某些精密設計的實驗標準的要求，像是雙盲、安慰劑對照標準等，但有些的確相當禁得起考驗。再者，我們應該記得，早期學者的研究動機並不會受到銷售產品的欲念所驅使，那時候的人根本沒聽說過鉅額研究補助金——例如由專利製藥企業提供的。當時的醫學研究比較沒那麼正式，較屬於個人研究，而且往往不帶偏見。大體而言，早期的研究學者都是在自己的診所或醫院裡，無私奉獻地為病人做小規模研究的謹慎觀察者。他們沒有預設的商業偏見，而其發現顯示，替代鹽酸、胃蛋白酶、維生素B_{12}的益處始終如一，而且幾乎沒有任何嚴重的副作用。但有太多被推翻研究成果的例子，只因為它們是「軼事」或出自於「對照不良」的研究。

對照良好的大型實驗固然為醫學界所需要，但它們並非通往科學真相的唯一路徑，尤其是它們都把商業目的也當作科學目的。由製藥企業所贊助的研究（儘管那些研究在技術上都有「良好的對照」）而產生的帶偏見的成果和利益衝突，逐漸變成醫學界論點的主要骨幹。《美國醫學會雜誌》和《新英格蘭醫學期刊》是美國一般醫學刊物中最具名望及影響力的，它們最近不約而同的譴責了在醫學研究上，銷售壓力以暗示的方式對醫學研究方向和醫療行為造成愈來愈多的影響。

關於「科學」這個詞彙，最早期、但現在仍適用的定義之一是「對自然的密切觀察」。思考一下這個算得上「常識」的觀點：若消化作用真的不需要，為什麼大自然要耗費那麼多的代謝能量，從我們人類出生開始（直到至少四十歲為止）就提供胃酸和胃蛋白酶的大量供應庫？胃酸過少和胃酸缺乏症所可能造成的傷害很容易看出來——如果我們知道該去檢查的話。使用本章的自然療法和技術，將很容易看到從一般被視為慢性、無法治癒或兩者皆是的疾病中的驚人復元情況；遺憾的是，當談到腸胃道健康問題時，今日大多數醫師所著眼的方向都錯了。

被常規醫療忽略的胃液分析

當腸胃不適的患者（也可能是與腸胃道機能失常有關的許多疾病

之一，或者兩者皆有）來到泰奧馬診所時，我們首先要做的事，就是以測定他們胃內pH值的方式查明他們的胃功能。雖然這項測定（一般稱為**胃液分析**）看起來顯然是第一個步驟，但在常規醫療的作業上卻很少用到，即使是在胃食道逆流的案例裡，因為這些案例已往往被假定為胃酸過高。

事實上，測定分泌胃酸的能力可以很簡單。我們使用一種叫做海德堡膠囊的裝置，它含有一個微小的pH值感應器和一個無線電發射機，全都壓縮到一個類似大型維生素膠囊的東西裡。

雖然它聽起來像是現代的電腦化儀器，但早在一九六〇年代左右就已經有人在使用各式各樣的海德堡膠囊。當這個裝置被吞下後，膠囊裡的感應器會測量胃內容物的pH值，然後利用無線電訊號把它的發現傳遞給體外的接收器。只要膠囊留在胃裡（可能有好幾個小時，但不會造成病患太多的不適），連接到接收器的電腦和列表機就會記錄下胃液pH值的連續記錄。因為膠囊是拴在一條長線上，所以當檢驗完成時，能夠輕易地從胃裡取出（不用拴線的海德堡膠囊，有時被用來評估整個腸胃道環境）。

在一項典型的胃液分析中，受試對象吞下了海德堡膠囊後便喝下小蘇打溶液，這會將胃液轉為鹼性。隨著胃黏膜不斷分泌鹽酸，pH值逐漸降回酸性的範圍。胃液的pH值透過碳酸氫鹽一連串的挑戰而從鹼性變回酸性，對於胃製造鹽酸的能力提供了一個非常精確的測定法。

胃酸也可以經由分析毛髮樣本的礦物質含量，來做間接的估計。如果毛髮缺乏大量的礦物質，尤其是已知胃酸不足、胃酸過少或胃酸缺乏症患者吸收不良的種類（如鐵、鈣、鋅），就極有可能胃酸不足。這種方法並不如使用海德堡膠囊來得準確或明確，但也許能提供有用的資訊，尤其對於無法吞下膠囊的幼童而言。

抑酸劑或胃酸中和劑的使用，是假定了胃內有過多的鹽酸，但**大部分醫師從不知道胃裡胃酸的分泌情況，因為他們從不去檢查**。在有些案例中，他們也許會測定食道的pH值，但如同我們之前說過的，這並不能告訴我們胃裡的實際狀況，它充其量只能確定，胃酸的確逆流到食道裡了。

為胃灼熱／胃食道逆流患者實際測定過胃酸的醫師往往會發現，病患的胃內pH值總是比應有的還高（較高pH值＝較不酸＝相對鹼性）。假如大多數醫師都這麼做過，也許他們在將抑酸劑開給病人之前，會再好好想想。

減少胃液逆流的飲食和生活

胃食道逆流的發生有許多原因，胃酸分泌可能低、可能高，也可能正常，但貫穿幾乎所有案例的共通現象是：下食道括約肌瓣膜使胃內容物逆流到食道裡。下食道括約肌無法做好份內工作的原因，通常可以追溯到我們吃的、喝的東西，或抽菸、所服用的藥物，有時候也與壓力程度有關。以下因素都可能使下食道括約肌衰弱、直接刺激到食道黏膜，或就是單純的使胃酸通過下食道括約肌逆流至食道裡。

- 脂肪、巧克力、咖啡因、薄荷（尤其是辣薄荷與綠薄荷）、糖、洋蔥和某些含酒精飲料之類的食物，可能使下食道括約肌衰弱，使它較可能在不適當的時候張開（下食道括約肌鬆弛）。
- 酸性的柑橘類水果和以番茄為主的食物、辣的食物、碳酸飲料和咖啡等，會進一步刺激已經發炎的食道黏膜。
- 牛奶會造成嬰兒的胃食道逆流，許多成人也都注意到，當食物過敏原

（尤其是牛奶和乳製品，但還有其他許多種類）被刪除時，胃液逆流的情況就變少，甚至消失了。

- 胃裡含有大量食物，可能增加下食道括約肌鬆弛的頻率，因此暴飲暴食可能導致胃液逆流。足夠量和（或）壓力的胃氣，也會迫使胃內容物衝過下食道括約肌。
- 某些藥物可能使下食道括約肌衰弱，包括用來治療氣喘的支氣管擴張劑（如沙丁胺醇、麻黃素、茶鹼）、止痛退燒藥、某些種類的降血壓藥（如布洛芬、萘普生……等等）、四環素類抗生素、抗心律不整藥物（如奎尼丁、氯化鉀錠和鐵鹽）。這些藥裡的某些藥物有刺激腸胃的副作用，會引起極大的損傷，要嚴格限制那些藥物的使用。
- 咳嗽、呼吸喘鳴、腰部下彎、舉重物、如廁時用力等動作，以及某些類型的運動，都可能增加腹腔內壓力。增加的壓力可能迫使胃內容物衝過下食道括約肌，尤其當胃部飽脹和（或）下食道括約肌已經變虛弱時。胃灼熱是懷孕期間很常見的現象，因為成長中的胎兒會壓迫到整個上段腸胃道。
- 重力也會造成影響。比起站立時，胃液逆流更可能發生於仰躺或側躺時，這也是為什麼大多數嚴重的胃液逆流都發生在睡眠期間的原因。當我們站立時，重力會拉住胃內容物，使它遠離下食道括約肌；當我們躺下時，胃內物容易滯留在胃的上半部。

一旦了解哪些因素可能會觸發我們的胃灼熱，消除那些因素也許是緩解或預防胃液逆流所需做的一切。當然，破除存在已久的飲食和藥物習慣並不容易，但了解從刪除某些東西中獲致健康益處，包括胃灼熱緩解、減少與胃食道逆流有關的風險、刪除抑酸劑，恢復胃部正常功能、促進營養吸收、更健康、更長壽，也許能給你一點額外的動機。

避免以下可能引起胃灼熱的食物與藥物	
使下食道括約肌衰弱	對食道造成刺激
食物 ・脂肪 ・巧克力 ・咖啡 ・薄荷，尤其是辣薄荷與綠薄荷 ・糖 ・酒精 ・洋蔥 ・食物過敏原	**食物** ・柑橘類水果及果汁 ・以番茄為主的食物 ・辣的食物 ・咖啡 ・碳酸飲料
藥物 ・香菸 ・支氣管擴張劑（如沙丁胺醇、麻黃素、茶鹼……等等） ・退燒藥 ・鈣離子阻斷劑（如凱帝心徐放錠〔Cardizem〕……等等） ・β受體阻斷劑（如恩特萊錠〔Inderal〕……等等） ・煩靜錠（Diazepam）／煩寧（Valium） ・硝酸鹽（如硝化甘油） ・配西汀（Demerol）	**藥物** ・阿斯匹靈 ・止痛退燒藥 ・四環素 ・奎尼丁 ・氯化鉀錠 ・鐵鹽

可緩解胃灼熱的生活習慣

光靠以下列出的飲食與生活方式改變項目，往往就能極有效的減少或預防胃液逆流。舉例來說，在床上把頭抬高十五公分左右，好讓重力幫助胃內容物遠離下食道括約肌，這在治療胃食道逆流上幾乎與服用善胃得有相同的效果。

記住，**無論使用了什麼樣的藥草（或藥物）療法，都應該附加在飲食和生活方式改變之外，而不是取而代之。**如果一面使用藥物或自然療法，另一方面又回過頭來吃東西、服藥、做其他促進胃液逆流的事情，這是沒有意義的。

- 避免前頁表格中列出的食物與藥物（當然，食物過敏會因人而異）。
- 每餐吃少量些。
- 盡量減少可能提高腹腔內壓力的活動，例如彎腰或舉重物。
- 穿著不會壓迫到腹部導致對下食道括約肌增加壓力的寬鬆衣服。
- 拿幾塊約十到二十公分的木塊墊高床頭。

遺憾的是，販售抗酸藥物的商人卻把這樣的訊息放到廣告裡——拿著吃就對了。我們所要做的就是先從鋁箔包裡擠出一顆莫啡替定或普利樂，或是之後再服用坦適錠抗胃酸嚼片或速胃舒懸液速胃舒（一種氫氧化鎂、氫氧化鋁混合劑）。將這些藥物開給病患的醫師，有可能為胃灼熱狀況較「棘手」的病患開很高的劑量，而不會想到要病人改變任何可能「自我毀滅」的行為。從架上拿了這些產品就結帳的人大多數也覺得，使用這些產品是擺脫「胃酸過多性消化不良」所需要做的一切。

雖然有些醫師也許會建議，做些飲食或行為上的改變和（或）拿出小本子略記一下上述的步驟，再搭配他們的處方藥，但對醫師和病患而言，最簡單的方法莫過於開個藥片。這個現象在病人被專利製藥公司多如洪水的廣告沖昏頭時格外真切，一進診所就是要求開處方箋。深度、慢性抑制胃酸所可能造成的後果，很少有人再三思考過。

以鹽酸和胃蛋白酶為替代品

雖然對受過藥學訓練的人來說，這種方法也許存在著矛盾，但是幫胃酸過少或胃酸缺乏症患者以鹽酸替代胃酸，可能是消除胃灼熱／消化不良／胃食道逆流和其他腸胃道症的極有效方法，更不用說其他許多與胃酸不足有關的疾病。

當我用鹽酸治療病人時，一定會**先弄清楚狀況**，因為它雖然可以很有效，但也不是全無風險，也就是說，並不一定適合每一個人（在有些狀況下，補充鹽酸的相關風險可能比我們預期的高。在這些案例中，只要潛在益處大於風險，我也許仍會建議這樣的治療方式。只是，在開始前，我一定會解釋可能的風險、益處和預防措施，而且一旦病人展開鹽酸療法，我必定會仔細地監督治療過程）。

- 只有胃酸分泌低於正常值的人才能使用鹽酸療法，這要以客觀的測定法來決定，例如胃液分析。
- 鹽酸替代療法幾乎不會產生什麼問題，但若有的話，有可能很嚴重。**服用鹽酸膠囊的人應該由知道正確使用方法的醫師來密切監督。**
- 已在服用任何種類抗發炎藥物，如皮質類固醇（例如：強體松）、阿斯匹靈、吲哚美辛、布洛芬（例如：Motrin、Advil）或其他退燒止痛藥等人的，都不該使用鹽酸療法。因為這些藥物可能會先損害腸胃黏膜，使用鹽酸替代療法之後可能讓情況惡化，增加了胃出血或潰瘍的風險。
- 鹽酸通常應該與胃蛋白酶一起服用。一般的假設是，**不能製造足夠胃酸的胃，也無法製造足夠的胃蛋白酶。**雖然沒什麼人證實過這個假設，但我發現，鹽酸加胃蛋白酶的效果，比沒有胃蛋白酶的效果好。

液體、藥錠或膠囊？

我們仍然可以找得到液態鹽酸（使用於從前的替代療法），它是放在瓶子裡的濃縮酸性液體，跟我們在中學的化學實驗課裡玩的一樣，但它非常危險，只有具有醫師的處方箋才能內用於人體。處理液態鹽酸時必須非常小心，它在運送上很困難，而且萬一瓶子打破或潑濺出來，是極危險的。

「現代」的鹽酸替代療法以較方便處理的形式出現，通常是附著在一個「載體」上，而這個載體可以是甜菜鹼或麩胺酸。鹽酸附著於載體，會形成可以裝在膠囊裡面的粉末——甜菜鹼鹽酸或麩胺酸鹽酸（glutamic acid hydrochloride）。一般說來，這些產品（結合胃蛋白酶）販售於保健食品商店或複方藥局。

我個人偏好膠囊形式的鹽酸。在比較服用適當量的鹽酸膠囊和稀釋鹽酸液的人的糞便樣本時，我們發現服用膠囊者的未消化物少得多，由此可知，服用膠囊者能更完全地消化蛋白質。有些人服用最大量的液體形式鹽酸，但肉類仍然未被消化，但改為服用膠囊後，肉類（以及其他蛋白質）的消化就立即獲得改善。此外，**膠囊在處理上更安全，所產生的不良副作用也較少。**

我們無從得知，對於特定人士來說，哪一種形式（甜菜鹼或麩胺酸）的鹽酸最適合他。我漸漸發現，若其中一種形式會引發任何副作用，就一定值得嘗試另一種，因為很少有人同時對兩種形式敏感。不過，由於甜菜鹼分子比麩胺酸分子小，所以在同樣大小的膠囊裡，甜菜鹼膠囊能裝載更多濃縮鹽酸。為了盡量減少副作用，最好的方法是：

- 一開始先服用一顆含有大約六百五十毫克甜菜鹼鹽酸的膠囊，再加上胃蛋白酶，在每餐的前半段服用。

- 如果經過兩、三天之後都沒有出現問題，建議把劑量增加到每餐前半段服用兩顆膠囊；又過了兩、三天之後，再把數量增加到三顆。
- 用這種方式逐漸增加劑量，直到達到建議量（「一般」成人五到七顆）。當一個人一餐需要吃上好幾顆時，我會建議吃幾口飯後先服用一半，另外一半在用餐到一半至結束之間服用。

對於成年人來說，甜菜鹼鹽酸最有效果的劑量是每餐五到七顆六百五十毫克的膠囊（麩胺酸形式的要再多一些，因為它所負載的鹽酸不像甜菜鹼那麼多）。我們在直覺上都曉得，吃較小的一餐或點心時服用的量要減少，但難以界定要怎樣才能達到適量的劑量。一般人也許會每次都嘗試不同的劑量，看看多少劑量才不會引起不適。

當使用鹽酸補充劑行不通時，逐漸增加檸檬汁（檸檬酸）或醋（醋酸）往往也能緩解一些，甚至所有症狀——在某些文化中，對於胃部不適的做法就是以檸檬汁或醋來治療，這種療法是得到事實支持的。比較可惜的是，即使症狀可能有所改善，但實際上營養的消化和吸收，並不能改善得像鹽酸補充法那麼好。

這裡建議的鹽酸劑量看似很高，尤其是與一般標籤上的建議量相比的話。不過，功能正常的胃相當有能力製造更多的胃酸，所以，給更高的劑量又何妨？事實上，臨床經驗證實，這樣的劑量功效非常好。

副作用？

補充鹽酸療法的副作用通常很輕微，而且以腸胃不適的方式呈現，像是疼痛、灼熱感、脹氣或其他不適感。對於大部分人而言，減少或暫時停止使用劑量就能緩解症狀。矛盾的是，負面症狀最可能發生於胃酸不足程度最嚴重的人身上，那是因為這些人最可能罹患機能性萎縮胃炎（胃黏膜稀薄），相較於正常、厚實的胃黏膜，他們對於少量的鹽酸也變得非常敏感。

那有效嗎？

為了監測補充鹽酸—胃蛋白酶（以及補充消化酵素）的效用，我要求一再追加糞便樣本，以分析蛋白質和其他膳食成分的消化程度。我也檢查了反映在毛髮和血液檢驗中礦物質吸收的進步狀況。因為我們有很多的個案，所以「事前與事後」的胺基酸抽血檢驗，能提供有效性的強烈指標。

最重要的是，我們同時監測短期與長期的症狀改善。

胰臟酵素

當一般稱為食糜的酸性食物泥團到達小腸的上端（十二指腸），低pH值會觸發胰泌素荷爾蒙的釋出。然後胰泌素刺激胰腺去釋出碳酸氫鹽，而碳酸氫鹽能提高胃內容物的pH值。被釋放出來的還有各種酵素，用來消化脂肪、碳水化合物及任何未完全消化的蛋白質。假如胃酸分泌不足，食糜的pH值也許不夠低到足以刺激胰泌素的釋出，導致之後無法有效釋出胰臟酵素。胰腺衰弱，通常伴隨老化的發生，可能因此造成胰臟酵素缺乏症（研究學者發現，糖尿病患者通常也有消化酵素不足的問題）。

消化不良或腸胃脹氣常開始於飯後一小時之後，大約是食糜到達十二指腸時，這往往是胰臟酵素分泌不正常的訊號。浮便是一個相當可靠的訊號，表示脂肪由於胰臟酵素濃度太低而未被適當消化（脂肪比水輕）；其他的訊號包括糞便油膩、發臭，皮膚乾燥易脫皮，手臂背面有小而硬的凸起物，以及黑暗適應力受損（夜盲症）。所有的這些訊號，往往都與未消化的食物有關，進而導致營養缺乏症。

如果因為胃酸分泌不足而無法刺激胰臟酵素的分泌，那麼補充鹽酸也許是解決問題所需的一切，然而在大多數的案例裡，酵素補充劑的效果更好。最常見的替代品是一種從豬、牛或羊身上取得的胰腺組織萃取物，一般稱為「胰酵素」；另一種是取自植物的酵素——雖然它們不如動物性的那麼類似於人類酵素——包括鳳梨酵素（取自鳳梨）、木瓜酵素（取自木瓜）……等等。取自植物的酵素與取自動物的胰酵素是否有相同的功效，這一點還沒有足夠的研究，所以我通常建議用動物性的（對素食者例外）。

為了更接近模擬自然的程序，**最好在一餐結束時服用胰酵素**（我知道瓶子上標籤的說明通常是相反的，但是我不苟同）。在飯後服用消化酵素，會讓食物有足夠的時間得到「胃酸期」的消化，就和正常消化作用運作的方式一樣。我通常建議先試試在飯後服用二到四顆胰酵素或鳳梨酵素、木瓜酵素膠囊。如果這有助於促進消化，那麼我會建議繼續服用。

記住，胰臟酵素缺乏症通常伴隨胃酸過少或胃酸缺乏症而發生。因此，若鹽酸替代療法顯示有效，那麼胰酵素替代療法也許也有效。

消化酵素補充劑一般而言是安全的。最重要的潛在危險是過敏反應，通常表現於稀便或腹瀉，雖然皮膚疹或其他過敏症狀也有可能，但很罕見。

苦藥草

有各式各樣的藥草療法都能對腸胃功能提供重要的效益，其中許多是屬於「苦藥草」，長久以來在很多不同地方的醫療文化裡占有重要地位，因為它們能刺激消化作用。就像名稱所暗示的，將藥草或「苦藥」放到舌頭上時，嚐起來就是苦味。

經過多年的研究已經證實，苦藥可能藉著增加各種消化液的分泌，包括鹽酸、膽汁、胃蛋白酶、胃泌素和胰酵素等，而發揮功效；更不用說苦藥能增加唾液的分泌。苦藥或許有助於提升下食道括約肌的強健度而防止胃液逆流，但尚不清楚的是，我們是否必要為了獲得苦藥的益處而吞下一小口。有研究學者表示，也許只需要淺嚐一下即可。

一般認為，苦藥在嘴裡、食道和胃裡也許對消化作用有「啟動」效應。我們可以把這種反應推斷為保護我們免於中毒的一種方法，因為毒性物質往往有苦味，而未被立即吐出的毒物，可能會被胃裡的胃酸和酵素剝奪活性。然而，無論它們是如何發揮作用的，研究證實，苦藥草如龍膽根和苦艾，在刺激胃酸、膽汁和胰臟酵素的分泌上是有效的。

不意外的是，從已發表的優良科學研究中，我們很難找得到關於不可註冊專利／無利可圖的苦藥在療法使用上的估評。最近德國做了一項無對照組的研究，他們看待草藥的態度相當慎重。研究學者們以兩百零五名胃口不佳、胃灼熱、便祕、脹氣、腹痛、噁心和消化不良的人為對象，評估龍膽根膠囊在他們身上的效應。他們回報的結果是，迅速恢復胃口，而且腸胃症狀急速獲得緩解。

西藥裡最常使用的苦藥草有：

- 伏牛樹皮（學名*Berberis vulgaris*）
- 葛縷子（學名*Carum carvi*）
- 西洋蒲公英（學名*Taraxacum officinale*）
- 茴香（學名*Foeniculum vulgare*）

- 龍膽根（學名*Gentiana lutea*）
- 薑（學名*Zingiber officinale*）
- 朝鮮薊（學名*Cynara scolymus*）
- 金印草（學名*Hydrastis canadensis*）
- 啤酒花（學名*Humulus lupulus*）
- 乳薊（學名*Silybum marianum*，又名奶薊、水飛薊、苦薊草）
- 辣薄荷（學名*Mentha peperita*）
- 苦艾（學名*Artemisia absinthium L*，又稱艾蒿、苦蒿）
- 皺葉酸模（學名*Rumex crispus*）

在正常狀況下，苦藥服用的劑量很小，剛好足夠刺激起強烈的苦味味覺即可。幾乎在所有天然食品店裡都能找到液態形式的苦藥，其中有些是用上述的一或兩種藥草製成，但通常是結合了數種藥草。

若要得到最好的功效，就將建議的劑量（根據特定產品的濃縮程度而異）「直接服用」，或溶解在盡可能少量的水中，以維持它的苦味（那才是重點）。苦藥應該在餐前啜飲，大多數的研究指出，為了刺激胃酸和整體的消化過程，嚐一點兒苦藥的效果最好。

大體而言，苦藥在**輕微到中度**的胃灼熱／消化不良／腹脹案例中效用最好，因為在這些案例裡，很可能還有一些仍有作用的胃黏膜能接受刺激。由於苦藥是利用刺激胃液的分泌才能發揮功效，因此，**如果胃黏膜已經嚴重萎縮，苦藥也許就不能產生效用了。**不過，即使在嚴重的胃灼熱／胃食道逆流案例中，苦藥仍可能有幫助，但使用前最好找一個對藥草和營養醫學兼具技術與知識的醫師諮詢，因為——萬一食道下括肌機能失常，即使是一點點的胃酸都能使症狀惡化。

由於我在藥草方面的專業性不如同行凱瑞・波恩（Kerry Bone），

因此對於有興趣在苦藥上了解更多的讀者，我建議可以去參考他在這個主題上的一些著作，包括這個領域最好的教科書《植物療法的原理與應用》（與西蒙・米爾斯〔Simon Mills〕合著），以及他的許多文章（參見「如何服用苦藥？」）。

維生素B_{12}

一旦有胃酸缺乏症的毛病，維生素B_{12}無法被好好的消化與吸收就會成為既定的事實。當胃的功能正常時，維生素B_{12}的消化與吸收作用

如何服用苦藥？

在西方草藥裡，主要用於苦藥的藥草是龍膽與苦艾。為了達到產生反射作用的效果，苦藥通常不必使用太多的劑量，只要足夠引起強烈的苦味味覺就行了。一般的做法是五到十滴的上述藥草液，以一比五的比例溶入大約二十毫升的水裡（苦藥是唯一能以「滴」計算劑量的例外）。由於苦藥對上段消化功能有啟動效應，而且是藉由內臟的反射動作（很緩慢）而作用，因此最好在飯前十五分鐘左右服用。還有，苦藥在慢慢啜飲時效果最好，能延長對反射作用的刺激。這對有些人來說也許有些困難，但能提供最理想的結果。

若要對胃黏膜產生直接的影響，就必須使用較高的劑量，飯前服用大約三百到六百毫克的龍膽根是理想的劑量，但要小心，以液態服用這麼高劑量的龍膽，有人可能會感到噁心。

一直讓藥草學家感到困惑的一個問題是，液體形式的苦藥的苦味有時會被掩蓋掉（例如添加強效甘味劑——甜菊時），此時人體內的反射活動是否仍不受影響？情況也許是這樣：雖然掩蔽劑會改變人們在意識上對苦味的知覺，但感受苦味的味蕾仍然會受到刺激。

——凱瑞・波恩

植物療法治療師學院會員、澳洲國家藥草學家協會會員、國家藥草醫學研究中心研究員

「苦藥的故事」，《營養與癒療》通訊，一九九八年十二月

很正常，但是對整個「中間地帶」的族群（從嚴重胃酸不足到只有很輕微的問題）來說，維生素B_{12}的消化／吸收有很大的差異，然而爭議更大的是，維生素B_{12}補充劑是否有用、需要或適當。

由於測定維生素B_{12}狀況的花費相當高，而且不一定準確，所以我會採用比較切合實際的做法。

每當測定結果顯示出任何程度的胃酸不足時，我會建議進行維生素B_{12}注射的「連續試驗」，在家就可以施做。用這種方法有許多理由，其中最重要的是，它很安全——**使用維生素B_{12}唯一會「過量」的方式，是將浴缸裝滿維生素B_{12}，然後整個人從頭到腳浸下去！**還有，它很平價——維生素B_{12}加上針頭和注射器的花費，通常平均每一針不到一美元（居家施做的話）。事實上，二十到三十次注射的連續試驗，比做一次維生素B_{12}測定便宜得太多了，而且從結果幾乎都能很明顯的看出：當事人注射維生素B_{12}是有幫助或不需要。

維生素B_{12}的「陽性」反應，表現在下列一項或多項的改善：活力、睡眠模式、「神經緊張」和焦慮；在陰性的反應中，沒有任何一項有改變。如果反應是陰性的，那麼維生素B_{12}注射在試驗結束後就可停止，但如果反應是陽性的，就繼續施做，頻率依個人認知的需要來調整，通常是一週一到兩次。

在追縱這個模式二十四年之後，我們發現胃酸過少的女性和胃酸過少的男性對維生素B_{12}注射的反應，有截然不同的明顯差異。有60%到70%的女性報告注射後的感覺更好，而且持續注射了好幾個月，有的甚至長達數十年。相較之下，只有20%到30%的男性注意到有差異。

由於維生素B_{12}和葉酸常常一同出現在代謝途徑中，因此我們總是在維生素B_{12}注射劑裡添加少量的葉酸。此外，由於人在年過七十之後對於其他維生素B群的吸收能力可能迅速下降，所以我們也會為老年人添加維生素B群注射劑到維生素B_{12}—葉酸注射劑裡。用於肌肉注射時，葉酸與B群注射劑都相當安全。

去甘草素甘草萃取物

在抑酸劑出現之前，治療消化性潰瘍最有效的物質也許是甘珀酸（carbenoxolone），那是從古代具有治療功效的藥草——甘草根——萃取而來的合成物。甘草（勿與甘草口味的糖果混為一談）用於治療消化性潰瘍方面的價值，在一九四〇年代的荷蘭首次被記錄下來。雖然相當有效，但甘草的使用卻受限於嚴重的副作用，主要是水腫、高血壓、鉀流失和後續引發的心臟問題，而甘珀酸也有同樣的這些限制。

甘草中引起這些有害副作用的主要成分是甘草素（glycyrrhizin），在結構和活動性上，與一種叫做「可體松」的荷爾蒙非常類似。就像咖啡因可以從咖啡中移除一樣，97%的甘草素也可以從甘草去除掉，而留下來的產物叫做「去甘草素甘草萃取物」，保留了甘草的癒療特性，但沒有最嚴重的副作用。去甘草素甘草萃取物已被證實能有效治療胃潰瘍及十二指腸潰瘍，它在這方面的功效就像泰胃美一樣，但副作用少得多（而且不會抑制胃酸）。在動物實驗中，去甘草素甘草萃取物甚至被證實能保護胃黏膜，抵抗由阿斯匹靈和其他退燒止痛藥所引起的損傷。

有胃灼熱、消化不良、腹脹、脹氣或胃食道逆流等毛病的人中，雖然只有少數患有消化性潰瘍或胃潰瘍，但證據指出，去甘草素甘草萃取物的作用機制，也使它對治療胃灼熱、消化不良、胃食道逆流非常有效。甘草（和去甘草素甘草萃取物）的療效——有時被稱為「具有細胞保護作用」（cytoprotective）——似乎來自於它恢復腸胃黏膜健全的能力，它藉著增強胃黏膜和十二指腸黏膜分泌保護性黏液的方式而達成這項功能。之前我們提過，腸胃黏膜細胞所分泌的黏液，有助於形成保護黏膜，也就是使其自身不會接觸到胃酸及其他消化液的屏障。

有研究顯示，甘草能夠促成各種前列腺素化合物的聚集，前列腺素能促進黏液的分泌、穩定細胞膜，以及刺激新細胞的生長，而這一切都可促使潰瘍癒合。前列腺素又可進一步分類為「抗發炎型」（往往被認為是有益的前列素）和「助長發炎型」（往往被認為是有害的前列腺素）。阿斯匹靈和退燒止痛藥的作用正好與之相反，是透過抑制「有害的」前列腺素而達解熱鎮痛之效，但阻礙前列腺素的合成卻容易導致潰瘍的形成。因此，去甘草素甘草萃取物也許有益於因服用退燒止痛藥而感到胃部不適的人。

由於一九八〇年代在美國已經能夠取得去甘草素甘草萃取物，有好幾百個為胃灼熱、消化不良、腹脹、脹氣，甚至胃食道逆流而苦的人告知我說，定期使用去甘草素甘草萃取物為他們帶來的症狀緩解效果，跟胃酸中和劑或抑酸劑一樣好，甚至更好。然而，有一件很重要的事我們必須記得：無論是去甘草素甘草萃取物或任何其他症狀緩解劑（在有些情況下苦藥是例外），實際上都對矯正引起這些症狀的一般原因（其中主要的一種是胃酸、胃蛋白酶的分泌不足）沒有幫助。唯有鹽酸－胃蛋白酶替代療法（加上其他自然方法），才有助於在將緩解症狀同時讓消化功能回到正常，並恢復身體對營養素的正常攝取量。

為了達到最佳的效果，去甘草素甘草萃取錠應該在口中**徹底嚼碎**，然後以**盡可能少量的水**一起吞下，因為它要以直接與腸胃黏膜細胞接觸的方式，才有助於癒療。基於這個理由，最好**空腹服用**去甘草素甘草萃取物。我通常建議徹底嚼碎兩顆去甘草素甘草萃取錠後吞下，不要和食物一起吃，每天三到四次，飯前或飯後一小時服用。如果多吃會有明顯的幫助，那麼可以增加服用的次數。

維生素C

維生素C對健康的價值是眾所皆知的，而維生素C補充劑的使用現在已被普遍接受（雖然在服用的量上歧見仍多）。說到維生素C，許多人會聯想到它緩解一般感冒、預防心臟疾病與某些癌症的益處，它在保護胃部健康方面所扮演的角色則較不為人所知——對預防胃癌提供重大保護。許多研究已證實，**維生素C不足與胃癌的高風險有關**，也證實多攝取含有維生素C（以及維生素E、β-胡蘿蔔素等等）的食物，與降低胃癌發生率有關。

在正常狀況下，食物中的維生素C會直接被分泌（或被動擴散）到胃腔中，然後在那裡被轉換成抗壞血酸。因此，正常的胃液會含有維生素C與抗壞血酸。看起來，抗壞血酸至少可以透過三種途徑來發揮它的保護功效：

- **抑制含氮亞硝基化合物的形成**。抗壞血酸會干擾食物中的亞硝酸鹽轉換成致癌的含氮亞硝基化合物，例如亞硝胺。在胃裡形成亞硝胺和相關的化合物，一般被認為是導致胃癌的主因，而抗壞血酸會干擾這種化學反應。
- **延緩幽門螺旋桿菌的生長**。在胃裡自立門戶的幽門螺旋桿菌，使我們容易罹患慢性胃炎，最後演變成了胃癌，而胃液中的維生素C，則有助於延緩這種致病細菌的生長，而且在有些案例當中，也許足以徹底鏟除。
- **清除自由基**。自由基會導致癌症及透過損害DNA而造成對全身的其他破壞性變化。從維生素C轉換而來的抗壞血酸可做為抗氧化劑，能清除胃裡的自由基，限制它們可能造成的傷害。

關於抗壞血酸鈉的迷思

有人擔心攝取太多鈉可能對某些人會導致高血壓，但比較過氯化鈉、碳酸鈉和抗壞血酸鈉的研究學者發現，只有氯化鈉——食用鹽——才會提高血壓，而且有時會造成水腫，碳酸鈉和抗壞血酸鈉則不會。

許多有胃灼熱／消化不良的人報告說，「抗壞血酸」形式的維生素C會造成胃不適，但對各種「抗酸血酸鹽」形式的維生素C耐受性良好。其中包括了抗壞血酸鈉、抗壞血酸鈣／鎂，以及綜合礦物質抗壞血酸。一般人服用的抗壞血酸鈉和抗壞血酸鈣／鎂通常是粉末狀，而綜合礦物質抗壞血酸是藥片形式。較大量的抗壞血酸鈣／鎂和綜合礦物質抗壞血酸可能造成「拉肚子」，但抗壞血酸鈉則較不可能。

我通常建議每天致少服用總量一到三克的維生素C，每天隨著三餐服用兩到三次。如果不會造成「拉肚子」的問題，我還會建議你服用更多的量。

其他有益於健康的天然產品

我們之前只提過一些可能有助於預防或癒療上段腸胃道機能失常的主要天然物質，但還有其他很多種，包括：

左旋麩醯胺酸、維生素A和鋅

左旋麩醯胺酸是一種胺基酸，在人體內有許多功能，舉例來說：它是上段腸胃道黏膜細胞的主要能量來源，如果提供更多的能量給這些細胞，它們就更能夠保持健康，或在受損時更容易復元。二十多年前，以電子顯微鏡研究切片樣本的結果顯示，維生素A能刺激腸黏膜細胞的健康生長。此外，鋅（往往在我們的膳食中少量缺乏）也已經被證實能促進組織癒合。基於這些理由，數十年來我一直把這三種營養素放到要改善或治療腸胃功能的療程計畫裡，再加上抗壞血酸形式的維生素C，現在還加上了去甘草素甘草萃取物。雖然在這種結合使用上，沒有一個系統性的研究，但許多人都報告說，這種療法比單獨使用去甘草素甘草萃取物更有效。

去甘草素甘草萃取物與抗壞血酸的建議用量，就如之前提過的一樣。然後每天再加上一千毫克的左旋麩醯胺酸、四萬國際單位的維生素A（不是β-胡蘿蔔素）和三十毫克的鋅（取自吡啶甲酸鋅）。

薑黃（薑黃素）

薑黃是無數美味的佳餚中會使用的一種鮮黃色藥草，包括許多咖哩菜餚。在中東和遠東的民俗文化裡，用它來治療腸胃和其他疾病也有久遠的歷史。在薑黃上所做過的小型系統性研究，最初是在亞洲，結果指出**薑黃能做為溫和的刺激劑，用來刺激消化液的分泌，例如唾液和黏液**，這兩者都有助於保護食道和胃不受胃酸的傷害。它也可能具有抗氧化的特性，並能促進膽囊功能。在泰國所做的一個隨機、雙盲、安慰劑

特殊狀況

在極少數的狀況下，有胃灼熱／消化不良／腹脹／脹氣問題的人，其檢驗結果明確顯示他們的胃酸十分不足，但是他們即使服用一點點替代性鹽酸—胃蛋白酶，都會造成胃痛（並非胃食道逆流的疼痛）。這發生在胃黏膜非常薄的情況下（比機能性萎縮胃炎還嚴重），以至於他們連一點點的替代鹽酸都無法忍受。在那些案例裡，使用前述用量的去甘草素甘草萃取物、抗壞血酸、左旋麩醯胺酸、維生素A和鋅六到八週，通常能讓這些人開始小心地使用鹽酸—胃蛋白酶替代療法。

對照實驗發現，服用薑黃（二百五十毫克的膠囊兩顆，一天四次，三餐飯後及睡前）能大幅改善常見的消化不良症狀，例如胃灼熱、胃痛或胃不適、打嗝和脹氣等。也有其他研究指出，薑黃療法有助於胃潰瘍的癒合。

唐辛子

唐辛子是令紅椒會「辣」的成分。**雖然一般人普遍相信辣椒會造成消化不良，但事實上，真相剛好相反。**有研究顯示，唐辛子能保護胃黏膜不受由阿斯匹靈、酒精和其他有潛在傷害性藥劑所造成的損傷。唐辛子發揮效用的方法，看起來是透過活化胃裡由胃黏膜中某種感應神經所組成的「神經緊急系統」來達成，結果能強化局部血液循環及保護性黏液的分泌。

然而，由於唐辛子**會對已經發炎的組織造成刺激**，所以有較嚴重胃酸逆流（胃食道逆流）的患者，除非先諮詢過同時精熟於營養與植物醫學的醫師，否則絕對不能使用。

薑

薑在中國、印度和亞洲其他文化裡大量使用在烹飪與醫療上，已有數千年的歷史。薑的根被製成茶、糖果或膠囊，也被添加在食物中。當作「藥物」時，薑被用於「淨化」身體，有部分的改善消化不良功效。特別的是，薑一直被用來治療感冒、發燒、發寒、暈船、經痛及其他身體不適症。科學研究證實，薑保護腸胃道的原理，差不多與唐辛子和薑黃一致，此外，它能緩解幾乎各種原因引起的噁心，尤其是由情緒造成的，這方面已有詳細的記載。最近的研究也證實了，薑有助於預防動脈硬化，可能是透過抑制低密度膽固醇的氧化作用來達成。

必需脂肪酸

必需脂肪酸有助於癒療胃潰瘍及十二指腸潰瘍。由於必需脂肪酸是最常見的營養缺乏症之一，所以，我推薦**吃魚、未經烘烤過的堅果及種籽**（烘烤堅果及種籽會去除掉大部分的必需脂肪酸含量）**、蔬菜油**。然而，在許多情況下，我也會建議服用必需脂肪酸補充劑，尤其是皮膚乾燥的人（皮膚乾燥通常是缺乏必需脂肪酸引起的，而不是由於皮膚缺乏水分）。

由於比起omega-6脂肪酸（通常會促進發炎），我們的飲食中往往更容易缺乏omega-3脂肪酸（通常有抗發炎功效），所以我推薦主要含有omega-3脂肪酸的補充劑——亞麻籽油和核桃油是以理想的均衡比例同時含有omega-3和omega-6脂肪酸的主要單一油，但是也有許多調和油的omega-3和omega-6脂肪酸接近理想均衡比例。此外，攝取必需脂肪酸時，絕對不要忘記服用維生素E。

甘菊

草本的甘菊有抗發炎的特性，這說明了在傳統上為什麼會用它來幫助舒緩消化道中的刺激不適或發炎的黏膜。**啜飲甘菊茶有助於透過舒緩食道發炎來緩解胃灼熱。**

乳糖酵素

乳糖酵素不耐症（沒有消化乳糖的能力）是由於缺乏乳糖酵素造成的，這可能引發許多消化方面的問題，包括脹氣、腹絞痛和腹瀉。基於許多理由（包括但不限於白內障、卵巢癌和前列腺癌的增加），牛奶與乳製品最好統統都要避免，而我也建議這麼做。

不過，有些乳糖不耐症患者還是喜歡攝取這些東西，對於這些人，我會建議服用乳糖酵素補充劑（乳糖消化酵素）。有研究指出，乳糖酵素調製劑能夠減少疼痛、腹脹及其他與乳糖不耐症有關的症狀。由於並非所有的乳糖酵素產品效果都一樣好，所以若有必要的話，最好多試幾種。

益生菌

含有「友善」細菌的補充劑，對於促進健康的消化作用極有幫助，因為它們能夠改變腸道菌叢的平衡、提高免疫功能和增加對感染的抵抗力。

益菌如嗜酸乳桿菌、比菲德氏菌等會分泌有助於消化的酵素，包括乳糖酵素。

糞便檢驗能夠告訴我們肚子裡的乳酸菌數量是否足夠。這些都可以在任何與營養學有關的醫師的幫助下調整好，假如我們發現需要益生菌，請先詢問醫師的建議，由於市面上的益生菌產品不勝枚舉，所以在此就不一一列出。

朝鮮薊

除了做成健康美味的料理，朝鮮薊也是一種具有重要醫療特性的植物。

在一些雙盲實驗中，朝鮮薊萃取物一再被證實有益於人們的消化作用。**當我們的問題在於肝臟製造的膽汁不足時，朝鮮薊特別有用。**朝鮮薊額外的好處有，有助於降低膽固醇濃度，和保護低密度膽固醇免於氧化作用，那是發展成動脈硬化的一個主要因素。若要服用朝鮮薊萃取物以提升肝功能，最好選擇每天服用含有五百到一千毫克朝鮮薊主要活性成分——洋薊素——的補充劑。

幽門螺旋桿菌的殺手——乳香脂

乳香脂是一種產量少又效果驚人的產品，它是地中海與中東地區數千年來的醫療必需品，但在西方醫學中幾乎沒人聽過。從古時候開始，乳香脂就由於具有安全地緩解多種消化問題的功效——**從口臭到消化性潰瘍**——而備受重視。現在已知它有**廣泛的抗菌特性**，近來又發現它能殺死各種細菌，包括幽門螺旋桿菌，這是引起大部分機能性萎縮胃炎和消化性潰瘍案例的微生物。

乳香脂唯一的問題一直在於它比黃金還稀有。乳香樹脂含有醫學上的活性成分，只能由乳香樹製造，它的學名是*pistacia lentiscus var chia*，這種樹木只生長在整個地球上很小的一個區域裡，就在希臘希俄斯島的南方一隅。南希俄斯島的土壤必定具有某種魔法，因為當生長在這裡的乳香樹被移植到其他氣候相似的地方栽培時，它們生長得很好，卻再也不製造出具有療效的乳香脂。

在哥倫布時代，乳香脂由於能有效治療各種腸胃毛病——包括可能致命的霍亂——而受到高度重視。這說明了哥倫布及其船員若能在他們對新世界的探索中找到乳香脂的新來源就能得到極高的獎賞的原因。事實上，他們的確發現了它的近親：乳香黃連木（*pistacia lentiscus*）。據當地人告訴他們，乳香黃連木所產出的樹脂能有效治療胃痛。

近來，產自希俄斯島的乳香脂被大量運往中東地區，在那裡，乳香脂仍是解決各種腸胃問題的重要療藥。不意外的是，很少有對來自這個地區的乳香脂的系統性研究。

一項伊拉克的雙盲試驗比較乳香脂（一克／天）與安慰劑在治療三十八名十二指腸潰瘍患者上的差異，結果經內視鏡檢查證實。在經過短短兩週的治療之後，以乳香脂治療的患者，其中80%（二十名中的十六名）有症狀上的重大改善，而接受安慰劑的則是50%（十八名中的九名）。比症狀緩解更重要的是，在乳香脂組有70%的患者經內視鏡檢查證實潰瘍癒合，但安慰劑組只有22%圖7-1。也有報告指出，乳香脂在四週內有效癒療六名病患其中五名的胃潰瘍。

乳香脂的癒療力量，至少有一部分可能來自於它的抗菌特性，無數的研究學者已證明過它能殺死多種細菌、致病的酵母菌和其他真菌的能力。

有報告指出，受試者在實驗期間不刷牙，嚼乳香脂口香糖五天，能降低41.5%的人牙菌斑的形成。由於能殺死口腔中的細菌，嚼乳香脂也有助於口氣清新。由於乳香脂口香糖具有延展性、強度和抗菌能力，因此它也曾用於補牙齒。

乳香脂殺死幽門螺旋桿菌的能力，報導於一九九八年的《新英格蘭醫學期刊》，終於使它在美國被列於腸胃療法的最前線，並且為它長久以來為人所知的癒療潰瘍的特性，提供了一個作用機制。該報導指

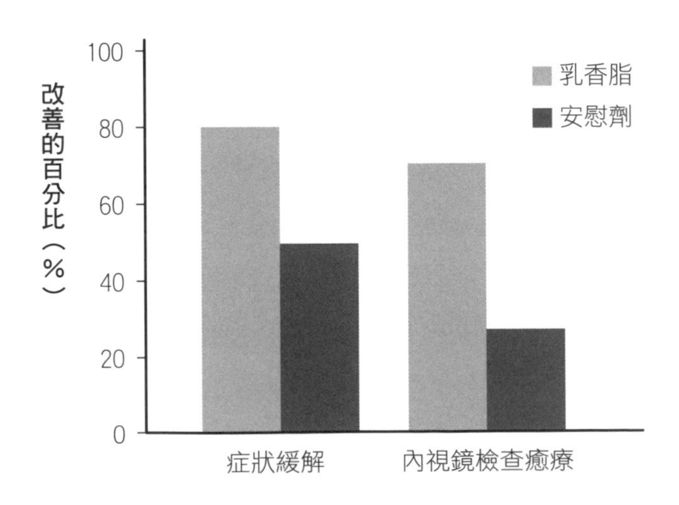

【圖7-1】十二指腸潰瘍患者使用乳香脂或安慰劑兩週後，產生高效的症狀緩解和以內視鏡檢查證實癒療。誤差值＜〇・〇一（資料修改自Al-Habbal等人，一九八四）。

出，試管研究顯示乳香脂能夠殺死數種幽門螺旋桿菌，包括對傳統抗生素有抵抗力的某些種類。

除了它的抗菌作用，乳香脂似乎還能對腸胃系統提供進一步的保護，使其免於已知刺激物的侵擾。這一點已經過研究證實，該研究發現乳香脂能夠保護實驗室動物抵抗各種已知會傷害腸胃道的藥物（阿斯匹靈、布他酮〔phenylbutazone〕、酒精和降血壓藥）、生理壓力（寒冷抑制〔cold restraint〕）和機械性壓力（幽門結紮）所引起的損傷，但其所牽涉的保護性機制尚不清楚。乳香脂沒有任何已知的重大副作用。

一般使用的乳香脂形式有膠囊、粉末、牙膏狀，也有漱口水形式（乳香油）。精純的乳香樹脂直接取自樹木（又稱為「淚滴」），也有純乳香精油。樹脂可以像口香糖一樣放在口中嚼，而油可以添加在食物裡，粉末狀的乳香樹脂也可以添加在食物當中。舉例來說，在土耳其，冰淇淋的成分就含有乳香脂粉末。

乳香脂出現在美國的時間還不到兩年（指二〇〇一年時），目前我唯一使用過它的經驗，是為了治療與幽門螺旋桿菌有關的消化性潰瘍。在好幾個案例中，我讓患者服用五百毫克的乳香脂，一天三次，效果非常好。從前幾段文字裡可看出，乳香脂也許對於與幽門螺旋桿菌有關的機能性萎縮胃炎也非常有效。在這類案例中，利用乳香脂來消除幽門螺旋桿菌，至少能使部分胃黏膜再生，也許還能恢復胃酸、胃蛋白酶的製造（以及整體的胃功能），使之慢慢恢復正常，這些在治療上都是有可能的，但在確定這樣的結論前，我們還需要更多研究和臨床觀察。

何時該尋求醫療協助，何時該靠自己？

在胃灼熱、消化不良、腹脹和脹氣發展成更加嚴重的胃酸逆流和胃食道逆流之前，幾乎都是有辦法以之前討論過的各種自然方式治療的。結合改變飲食、避免藥物和調整生活方式，是最好的開始。這些做法往往能夠消除症狀並促進癒療，特別是針對四十五至五十歲以下的人而言。

幾乎所有人多多少少都曾有過「吃錯東西」、情緒煩躁或在感恩節「猛塞食物」等程度不等的消化不良經驗。假如消化不良很少發生或可能的原因很明顯，我們就不需要擔心，但如果消化不良變成頻繁且持續發生的現象，尤其是伴隨胃灼熱、腹脹和便祕，就絕對不能輕忽它。雖然消化不良的情況只有一小部分會發展成更嚴重的胃酸逆流／胃食道逆流，並伴隨食道損傷，但我們不希望這一切發生在你身上！**預防胃食道逆流真的比治療它還容易得太多了。**

步驟1 確認與消除原因

我們已經提過許多引起消化不良和胃灼熱的已知原因了，在以消除消化不良為目的的自助計畫中，第一步一定是確認原因，如果可能的話，也要消除原因。

大多數常見的原因列在一八〇頁的表中，原因的形成因人而異，會影響我們的原因，不見得也會影響他人。你也許只需要消除這些可能原因的其中一個、幾個，甚至所有的原因。

步驟2 以苦藥刺激胃部

假如第一步沒有用，那麼我們應該試著刺激我們的胃，讓它們再度運作起來。苦藥是安全、天然的胃部刺激物，在許多情況下能夠恢復正常的胃功能。在想進一步使用鹽酸—胃蛋白酶的替代療法前，最好先試過苦藥。

步驟3 醋或檸檬汁

假如消化不良的情況依然，試著在一餐的前段，以一到兩湯匙的蘋果醋或檸檬汁，搭配盡可能少量的水吞服。如果這種方法能舒緩或消除消化不良和（或）胃灼熱，那麼我們就有理由斷定症狀是由胃酸不足引起的。

步驟4 消化酵素

有時消化酵素或植物酵素（如胰酵素、鳳梨酵素、木瓜酵素）搭配三餐服用，能夠緩解消化不良。服用消化酵素當然是安全的，而且有些醫師建議一定要繼續服用，以達到促進消化並緩解症狀的目的。**有一個重點一定要了解：胃灼熱／消化不良的症狀，通常不是由於缺乏消化素酵造成的，而是胃酸分泌不足的緣故。**做為症狀緩解劑，消化酵素絕對比胃酸中和劑或抑酸劑更理想。不過，對於蛋白質和礦物質的消化／吸收作用，消化酵素並不具備和鹽酸－胃蛋白酶同樣的效果。

為什麼這一點那麼重要呢？讓我們先簡短的溫習一下正常的消化過程。

我們咀嚼食物，把食物與唾液中的酵素混合在一起，然後吞下食物，讓它掉進胃裡，食物在胃裡與胃酸、胃蛋白酶和其他胃分泌物充分混合。這種消化作用的「酸性期」通常最多可持續達一小時。之後食物被推進上段小腸裡，它的酸性會刺激荷爾蒙的釋放，然後荷爾蒙又刺激胰消化酵素、碳酸氫鹽和膽汁的釋放。這些東西與食物混合，把pH值從酸性改為鹼性，展開了消化作用的「鹼性期」。消化作用的酸性期與鹼性期，是達到最佳消化和吸收營養素所必需的。如果我們以鹼性酵素矯正由於缺乏酸性而產生的症狀，我們也許會覺得更舒服，但實際上卻無法解決根本問題或恢復正常的消化功能。

步驟5 檢驗胃酸濃度

如果蘋果醋／檸檬汁或消化酵素都無法矯正或改善消化不良／胃灼熱，就該考慮找一個能做胃酸不足檢驗的醫師做諮詢。

我們很遺憾的報告，雖然這些檢驗曾經相當常見，但大部分的醫師（尤其是有「委員會認證」的腸胃科醫師）在很久以前就不再做檢驗了。這些專家堅信不容置疑的傳統智慧——抑制胃酸分泌在治療上是必要且有益的，他們一致地嘲笑鹽酸—胃蛋白酶替代療法能夠補足胃功能不彰的觀點。我們從這種態度可以很容易假定，他們連做胃酸分泌的測定都不願意。

幸好，這些醫師當中，還是有許多人會做糞便檢驗，這種檢驗能夠揭露消化酵素分泌的不足。但是，我們很遺憾被迫（依據事實）寫出，很少很少的「委員會認證」腸胃科醫師或內科醫學專家願意做測定胃酸分泌的檢驗。

可以用鹽酸－胃蛋白酶療法自療嗎？

對於絕大多數的消化不良／胃灼熱患者，有一種簡單的鹽酸—胃蛋白酶「嘗試」，它較無害而且往往能為症狀帶來緩解。然而在著手做這種「嘗試」之前，我建議先找一位具備自然和營養醫學技術和知識的醫師做諮詢。

我推薦給讀者的書有萊特博士的《營養療法》和《以營養癒療的指南書》，這樣的建議也許看起來有點意外。在這些書裡，對於需十分謹慎操作的鹽酸—胃蛋白酶自我嘗試有清楚的指引。然而，在二〇〇一年，我們有更多、更多的人「就這麼進入了」自然醫學和自我醫療。有一大部分的「新手」，曾經或仍在服用可能與鹽酸和胃泌素補充劑產生負面交互作用的醫藥。這些藥物（大部分是抗發炎藥，但也有其他種類）可能大幅耗損胃黏膜，程度嚴重到即使真的有需要，胃黏膜也無法處理胃酸。

所以，假如你有消化不良、胃灼熱、腹脹或脹氣等毛病，而且曾經嘗試以上所有步驟但都失敗，請考慮諮詢一位具有相關知識的醫師以獲得指引。

步驟6 針對嚴重的胃或食道疾病做檢驗

對於較嚴重的胃灼熱／消化不良，最好的做法往往是向一位腸胃科專家諮詢，首先檢查（通常是用內視鏡）有沒有消化性潰瘍、胃食道逆流、食道炎、巴瑞特食道症，或其他嚴重的情況。一旦診斷確定了，通常就該找一位知道如何使用自然療法的醫師了——在你恢復使用胃酸中和劑或抑酸劑之前。

應該使用抗酸藥物嗎？

我們一直大力提倡，針對消化不良和胃灼熱（原因很可能是胃酸不足，再加上其他各種不同的因素）的原因去治療，而不是只治療症狀。如同先前提過的，即使胃酸中和劑和抑酸劑有可能緩解症狀，但使用這兩者，實際上正好與治療症狀和恢復正常功能的需求相反。

我們已提供了能夠緩解症狀而不消除在消化作用中極重要的「酸性期」的另類選擇，單獨或合併使用皆可。**在選擇誘發鹼性的胃酸中和劑和抑酸劑之前，一定要先試試這些療法。**但是，萬一療法不可能或沒有效怎麼辦？舉一個極端的例子，萬一我們被困在一個荒蕪的島上，又遭受消化不良和胃灼熱之苦（也許喝了太多椰子水），除了用不完的抑酸劑和胃酸中和劑，再沒其他醫療資源了，我們該怎麼辦？

把抑酸劑扔到海裡，仰賴胃酸中和劑直到救援到達！為什麼？因為胃酸中和劑能中和酸性和提升pH值，但除此之外沒別的用處。**如果我們避免含鋁的胃酸中和劑，而是依賴所含礦物質多為鈣和（或）鎂的，就只會對正常消化過程造成短暫的干擾，而且可能不會有進一步傷害。**但抑酸劑就不同了，它們的分子結構更複雜，被設計成把分子形式的「破壞性因素」丟到我們身體的酵素機器裡。雖然這些藥的確達到了製藥公司主管所希望的某種特定效果，但它們也會產生各種有害、而且通常是意想不到的影響。

再強調一次，如果胃酸中和劑或抑酸劑是唯一的選擇，那麼胃酸中和劑絕對比較好。

讓自己戒掉胃酸中和劑和抑酸劑

如果你目前正在服用胃酸中和劑或抑酸劑，我建議轉換到以較無害的方式處理消化不良和胃灼熱的自然療法。由於對抑酸劑或胃酸中和劑沒有什麼「停藥」的問題，所以直接停掉並且轉換到自然療法是很安全的——只要症狀在控制之下：

假如程度是輕微到中等的消化不良或胃灼熱，直接轉換通常是沒問題的；對於較嚴重的案例，尤其是嚴重的胃酸逆流加上食道損傷，只有在諮詢過具有相關知識的醫師後再停用抑酸劑或胃酸中和劑，才是明智的做法。

找一位願意接受自然療法的醫師

很遺憾的是，當今醫學的氛圍是，由於醫界受到製藥公司和管理式照護企業的掌控，所以醫師在一開始發現胃灼熱的跡象時，拿起筆在處方箋上寫下他們所知道最強效的抑酸劑名稱，早已成為一種慣例。

由於醫師很大一部分的知識基礎是來自於專利製藥公司的業務代表、由專利製藥公司以廣告支持的醫學期刊或專利製藥公司所贊助的研討會，所以在美國，一般常規醫學的醫師幾乎不知道任何關於消化機能失常的自然療法。對那些醫師而言，自然療法聽起來就像最新流行的食物風尚：「用鹽酸防止胃酸過性多消化不良？饒了我吧！」再者，即使思想上較開放的常規醫學醫師也因太常受到所屬的州級醫學委員會、醫學學會或其他同儕團體的恐嚇威脅，仍不認同「自然療法」。

十分值得慶幸的是，就像我們其他人一樣，有愈來愈多的醫學系醫師看穿了政府／專利製藥公司集團所布局的虛幻假象。在這些醫師當中，許多已經在靠自己吸取與消化不良之自然療法有關的知識，並且把這些東西推薦給病人，而不優先選擇昂貴、有註冊專利且有潛在危險的藥品。

要找到一個知識淵博、思想開明的醫師，最快、最有效的辦法是鎖定美國醫學促進協會（American College for Advancement in Medicine，ACAM）的會員。這個專業組織的所有會員，在開處方和使用各種營養、藥草與植物產品方面，都具備相當的技術與知識。美國醫學促進協會的會員，都研究與聽過由數十名專家組成的，探討關於這些物質的生化特性、功效和使用方法的各項討論會。

要就近找到美國醫學促進協會的醫師，請參考下列資訊接洽美國醫學促進協會：

◎美國醫學促進協會American College for Advancement in Medicine
電話：1 (800) 532-3688
網址：https://www.acam.org
E-MAIL：info@acam.org

名字後沒有M.D.的合格醫學專家

雖然美國醫學會可能希望你不要相信這種事，但確實有合格的醫學專家，他們名字後的縮寫不是M.D.（醫學博士）。這些醫生叫做自然療法醫師，以及少數的骨療醫師，其中許多人十分了解正常的消化功能，也知道如何使之恢復正常。而且，通常他們在使用自然的另類療法上，比一般「正規」的醫學博士有更豐富的經驗。

自然療法醫師

自然療法醫學的基礎是，信奉也主張在給予正確的天然素材和能量時，人類的身體具有無限自我癒療的力量。

在獲得大學文憑（文學士或理學士，包括醫學預備必修科目如化學、生物化學、生物學和物理學）之後，自然療法醫師接著會進入一個受認可、程度相當於研究所的四年制自然療法醫學院，在畢業時便能獲得N.D.（自然療法醫師）文憑。自然療法醫師所受的教育，在專業知識方面一切都與醫學博士相同，只是較不強調藥物、放射線療法和手術，而較著重於營養、植物療法、徒手矯治（Manipulation，又稱徒手矯正、操作治療、徒手授動等）、順勢療法、針灸治療、心理學及其他整體療法和無毒療法。自然療法醫師很強調疾病的預防、生活型態的改變和健康的最佳化。

在核發執照之前，自然療法醫師必須在特定科目的領域中完成至少四千小時的學習，然後通過一連串嚴格的專業委員考試。

雖然在美國的每一個州和加拿大的每一個省都找得到自然療法醫師，但是目前核發執照的只有阿拉斯加、亞歷桑那、康乃迪克、夏威夷、緬因、蒙大拿、新罕布夏、奧勒岡、猶他、佛蒙特和華盛頓州。在華盛頓哥倫比亞特區，自然療法醫師必須經註冊後才能執業。在加拿大，自然療法醫師由不列顛哥倫比亞、曼尼托巴、安大略和薩斯喀徹溫省核發執照。

若你需要自然療法醫師，請利用下列資訊向美國自然療法醫師協會（American Association of Naturopathic Physicians，AANP）洽詢：

◎美國自然療法醫師協會American Association of Naturopathic Physicians
電話：1(202) 237-8150
地址：300 New Jersey Ave NW, Suite 900 Washington, DC20001
網址：https://naturopathic.org
E-MAIL：member.service@naturopathic.org

骨療醫師

在取得大學文憑（文學士或理學士）之後，骨療醫師從四年制的骨療醫學院取得骨療醫師文憑而畢業，他們的訓練和認證與醫學院醫師差不多。大多數的骨療醫師都是基礎醫療醫師，但專精於不同領域，例如內科、外科、小兒科、放射科或病理科。這些領域的住院醫師在讀完醫學院後，一般還需要額外二到六年的訓練。雖然許多骨療醫師是美國醫學會的會員，但他們在行醫時通常強調「整個人」和預防性的方法。骨療醫師不像傳統對抗療法的許多醫學博士一樣只治療特定症狀，他們被訓練去著重於身體的各個系統，尤其是肌肉骨骼系統，以及那些系統之間的相互影響。雖然骨療醫師可以開立常規醫藥的處方，但他們更可能樂於使用自然療法，而且也具有相關的知識。

◎美國骨療醫師協會American Osteopathic Association
電話：1(312) 202-8100（上午八點至下午五點）
地址：142 E. Ontario Street, Chicago, IL 60611-2864
網址：https://osteopathic.org
E-MAIL：info@osteopathic.org

◎加拿大骨療醫師協會Canadian Osteopathic Association
網址：https://www.osteopathic.ca
E-MAIL：osteopathic.ca@gmail.com

美國的所有州與加拿大所有的省都能核發骨療醫師的執照，讓他們執業並開處方藥。若想找一位骨療醫師，美國骨療醫師協會（American Osteopathic Association，AOA）或加拿大骨療醫師協會（Canadian Osteopathic Association）會是好開始，但最明智的方法是向骨療醫師辦事處詢問該醫師是否使用自然療法，大部分醫師仍不使用。

複方藥劑師：回到未來

另一個關於資訊與有益的治療產品的極佳來源，是在美國為數愈來愈多的複方藥劑師。複方藥劑師能夠依據每位病患的醫師根據病患個人需求所開出最適合當事人的處方，來調製天然藥劑和草藥。雖然他們不能診斷疾病，但是能夠向醫師和病患提供寶貴的建議。

在專利製藥企業囊括幾乎所有藥物製造機會之前的好幾個世紀裡，所有的藥劑師都是複方藥劑師。一直到一九四〇年代初，大部分的藥和天然複方藥劑都是這樣調製的。但到了一九九〇年代，大部分藥劑師的地位都已被貶低為包藥丸的小角色。

眾所皆知，目前的體系基本上是這樣運作的：醫師在處方箋上寫下某種標準化的商業藥物的名稱，像是普利樂，然後交付給藥劑師，或把處方箋給病人，讓病人自己交給附近藥局的藥劑師。手邊有可供應的普利樂的藥劑師，在看完處方箋後取出一個藥袋，貼上寫有病人名字和劑量指示的標籤紙，裝進藥片，然後把藥袋拿給病人。在許多情況下，這種工作連自動販賣機也做得到（有些「先進」的藥局真的用機器來處理較普遍使用的藥物）。

值得慶幸的是，由於大眾對較天然和個人化保健醫療的需求正迅速成長，以及講求個人服務的小型傳統藥局在經濟上有存在的必要性，使複方藥局歷經了一場重生。消費者對於「除了藥，啥都沒有」的情況愈來愈不滿，因此正在尋求自然療法的人數是前所未有的多。許多開處方藥的醫師對於「許可」藥物或製劑的有限選擇也愈來愈感到挫折，因此有愈來愈多的醫師與複方藥劑師合作，研發出獨特的製劑和「運輸系統」。想削減成本的保險公司、管理式照護組織（managed care organization）和健康維護組織（Health Maintenance Organization），與提供大量折扣的巨型連鎖藥局簽約，甚至開設自己的郵寄藥局，而逼得許多講求個人服務的小型傳統藥局無路可走。但基於消費者需求的快速增加，講求個人服務的小型藥局的經濟復甦之路又變得清晰可見：回歸於傳統的藥劑調製。

今日的複方藥劑師幾乎能夠調製「醫師所吩咐的一切」，通常是最符合病患個人需求的各種形式。藥片、膠囊、乳膏，以及由複方藥劑師所調製的其他形式，其實與那些大量製造的種類沒什麼不同，除了沒有製藥企業為了突顯自家產品不同於競爭對手，以及扼止「仿冒品」所用的化學色素與造型。複方藥劑師可以省去不必要的化學調味、防腐劑和黏著劑（貼布產品）和化學色素，並且根據病人的過敏和敏感情況做個人化的「藥底」，這都是額外的「福利」。由複方藥劑師依個人情況而調製的天然荷爾蒙或藥物，通常具極佳的品質，理由如下：

- 複方藥劑師所受的教育往往比只是「包藥丸」的藥劑師更深廣，他們接受過現代複方藥物調製法的特別訓練。
- 他們的額外動機，就是要以個人化處方來滿足每位客戶。許多非複方藥劑師的原始動機是讓「第三方付費者」（指政府、醫療保險相關機構等）高興。使第三方付費者「高興」永遠代表可能的最低價格，而「病人滿意」一直是次要考量。

- 每一間複方藥局都有合格的執照，而且需受該州藥事委員會的審查，就像所有其他藥局一樣。
- 複方藥局所使用的素材，其品質與大製藥公司所用的一樣。所有使用的素材都需受美國食品藥物管理局的審查，且依據管理機構的優良製造程序的規範。

不意外的是，美國食品藥物管理局和製藥企業會很樂於見到競爭對手複方藥劑師消失，而且他們已經費了很大的一番功夫去壓制這項寶貴的健康資源。到目前為止，由於複方藥劑師代表、知識廣博的醫學專家與消費者，以及其他關心維護美國健康醫療自由最後崗哨的人士的積極努力，這個鎮壓的動作已經在國會和法庭上被扣住。

如何尋找複方藥劑師？

全美國各地都有複方藥局，在你家附近要找到一間並非難事。但是如果附近真的沒有複方藥局，幾乎所有的交易都可以透過郵件、電話和（或）傳真進行。

要找出附近的複方藥局，最簡單的方法是接洽美國專業複方藥事中心（Professional Compounding Centers of America，PCCA）或複方藥學聯盟（Alliance for Pharmacy Componding，APC）。

美國專業複方藥事中心提供的複方藥劑師人才，能夠在訓練、器具、化學和技術方面的困難複方問題上，給予諮詢意見。到目前為止，美國專業複方藥事中心在美國、加拿大、澳州和紐西蘭等國的複方藥劑師會員，總共超過一萬九千人。

更多關於美國專業複方藥事中心的資訊，包括複方藥劑師名冊，你可以接洽：

◎美國專業複方藥事中心Professional Compounding Centers of America

電話：1(800) 331-2498

網址：https://www.pccarx.com/

E-MAIL：customerservice@pccarx.com

◎複方藥學聯盟Alliance for Pharmacy Componding

電話：(281) 933-8400

傳真：(281) 495-0602

網址：htt://a4pc.org/

E-MAIL：info@a4pc.org

/ 附・錄・一 /

臺灣可見到的抑酸劑

（附錄一由編輯整理，非原文書內容）

在改善胃灼熱、消化不良、胃食道逆流時應找出根本原因加以解決，而非只治療症狀。若你在解決根本問題前，或覺得較自然的療法效果較不明顯，逼不得已得服用抗酸藥物時，也盡量使用胃酸中和劑（制酸劑），而不輕易使用抑酸劑，並記得抗酸藥物的使用僅是短暫的。

此外，請一定要改掉「吃西藥一定要配胃藥（通常是制酸劑）」的迷思，只有少數藥物需要配胃藥，而且這些藥物傷胃的原因也大都跟胃酸無關。醫師在開藥時已會評估是否開胃藥或胃乳，若沒有開，大部分就是不需要，無需硬跟醫師要。

另一方面，若你已在服用胃酸中和劑或抑酸劑而欲嘗試停藥，建議先諮詢具相關知識的醫生（尤其是症狀較嚴重的案主）。

長期胃酸分泌不足會給健康帶來許多不良副作用，因此抗酸藥物的使用一定要很謹慎，尤其是抑酸劑，因為其作用是抑制胃酸的自然分泌。以下列出臺灣有健保的抑酸劑商品名，除了幫助讀者了解醫生開的抑酸劑屬於哪一種類型、原理是什麼，並方便與醫師溝通相關病史和現有用藥，以降低與抑酸劑起不良反應的機率：

組織胺H_2受體阻斷劑（原理參見三十八頁）

希美替定	喜胃寧錠C.M.T.	喜潰治錠Ciketin	欣胃好膜衣錠Cimefine
	欣胃定膜衣錠、欣胃定錠Cimedin	瑞胃適錠Cimenice	喜美治定錠Cimetidine

希美替定	胃康錠Cimetidine	喜免潰錠Cimetidine	喜美丁錠Cimetidine
	希每得定錠Cimetidine	希美迪錠Cimetidine	施免潰瘍錠Cimetidine
	施每治靜錠Cimetidine	胃爾鎮錠Cimetidine	喜胃定錠Cimetin
	治潰淨錠Cimetin	治潰平錠Cimetin	斯潰淨錠Cimetine
	西美胃錠Cimewei	宜潰治錠Citidine	舒胃健錠Civigen
	喜胃錠Ciwei	喜胃汀錠Ciweitin	喜胃靜錠Ciwidine
	康痊喜懸浮液Contracid	達康胃錠Da Con Wei	祛潰膜衣錠Defense
	胃潰適膜衣錠Duocer F. Clet	立止胃病錠Fastop	胃去病錠Gastrodin
	佳胃錠Gawei	顧胃懸液劑Guwei	胃適康膜衣錠Iscan
	固胃寧錠Ku-We-Rin	美佳胃錠Megato	樂定錠Nurodin
	保胃安錠Paoweian	皇胃佳膠衣錠Roymet	治胃敏膜衣錠Sigamet
	瑞胃得錠Stogamet	壽胃寧錠Suwelin	泰潰通錠Tacreton
	達胃爽錠Tagasone	泰利胃錠Tailiwell	達胃新膜衣錠 Tamedin F.C.
	泰得胃錠Tigawet	胃潰寧錠Weicolin	胃舒定膜衣錠Weisdin
	胃得健錠Wergen	胃得鍵錠Wetidine	胃得鎮錠Wintidine
雷尼替丁	安保胃膜衣錠 Apo-Ranitidine	景胃寧膜衣錠Kiradin	耐胃膜衣錠Nicewe Fc
	潰克定膜衣錠Quicran	利爾錠膜衣錠Ranidine	悅擬停膜衣錠Ranitidine
	胃恩利膜衣錠Rnd	潰特得膜衣錠Ulsafe	胃治潰膜衣錠Vesyca
	胃佳寧錠Weichilin	胃達舒膜衣錠Weidos	
啡莫替定	胃樂順膜衣錠Fadin F.C.	發馬膜衣錠Famo F.C..	汎胃定膜衣錠Famodine
	胃適服膜衣錠Gasafe	胃舒疼顆粒Gastine	嘉胃樂膜衣錠 Jiawiller F.C.
	景樂寧膜衣錠 Kimodin F.C.	潰滿定膜衣錠Quimadine	舒保膜衣錠Supertidine
	舒保糖衣錠Supertidine S.C.	舒胃福膜衣錠Suwefue	悅潰止膜衣錠Ulstop
	非潰膜衣錠Voker	胃莫潰膜衣錠Weimok	胃您好膜衣錠Winiful
	益胃格糖衣錠Yamtac S.C.	服胃膜衣錠Fuwell	法瑪鎮膜衣錠Famotidine

氫離子幫浦抑制劑（原理參見三十九頁）

奧美拉唑	保幽樂錠Biozole	歐克胃腸溶微粒膠囊Okwe	護胃康腸溶微粒膠囊Omelon
	悠胃樂腸溶微粒膠囊Omeprotect	瘍寧膠囊Omezol	加胃先腸溶膠囊Omp E.C
蘭索拉唑	益胃安膠囊E Wei An	永勝佳胃膠囊Lanpo	逸潰定膠囊Lansoprazole
	胃通膠囊Lanxo	樂胃如膠囊Lavezol	胃全膠囊Rich
	泰克胃通膠囊Takepron	泰克胃通口溶錠Takepron Od	泰潰定膠囊Taquidine
	來得適胃膠囊Zydus Lans Dr		
雷貝拉唑	潰之癒腸溶膜衣錠E-Ulcer	百抑潰腸溶膜衣錠Pariet	止潰腸溶膜衣錠Rabefilm Coated
	利百癒腸溶膜衣錠Rabeprazole	胃潰樂腸溶膜衣錠Rabett E.	欣百樂腸溶膜衣錠Sinprazole
埃索美拉唑	艾適美腸溶錠Amipasole	安保樂腸胃腸衣錠Apo-Esomeprazole	歐潰寧錠Esomeprazol Sandoz
	胃易舒膠囊Esomeprazol Stada	怡胃適腸溶錠Esomepsun	耐適恩懸浮用顆粒劑Nexium Gastro-Resistant
	耐適恩錠Nexium		
泮托拉唑	安保治潰腸溶膜衣錠Apo-Pantoprazole	必胃康腸溶膜衣錠Controloc Control Gastro-Resistant	佳樂胃腸溶膜衣錠Gastroloc Gastro-Resistant
	盼胃好腸溶膜衣錠Panho	胃思福腸溶膜衣錠Pantazol Gastro-Resistant	保衛康治潰樂腸溶膜衣錠Pantoloc Gastro-Resistant
	平潰腸溶膜衣錠Pantoprazol Sandoz Gastro-Resitant	漢胃保腸溶膜衣錠Pantopro Gastro-Resistant	速潰樂腸溶膜衣錠Pantyl Gastro-Resistant
	瘍康腸溶膜衣錠Panzolec Gastro-Resistant	盼胃優腸溶膜衣錠Pozola	泰可達腸溶膜衣錠Tecta Coatedlet
	治逆潰腸溶膜衣錠Zhikui Gastro-Resistant		

（以上二個表格整理自全球華人藥物資訊網）

/ 附・錄・二 /

缺乏胺基酸與神經傳導素會導致憂鬱症嗎？

憂鬱症絕不是缺乏藥物引起的！在接觸過一些飽受憂鬱症之苦的人之後，我確信有很多的「臨床憂鬱症」只是由於缺乏神經傳導素引起的，這種東西的主要成分是胺基酸（神經傳導素是將訊息從一個神經元〔神經細胞〕「運送」到另一個神經元的分子）。

假如一個人的病歷包括對抗鬱劑有「良好回應」，我們就可以確信，以必需胺基酸為重心的營養結合療法，能比專利藥物更有效的消除憂鬱症，而且幾乎沒有副作用。即使目前正在服用可註冊專利的抗憂鬱劑，使用專為個人情況特製的必需胺基酸與其他營養結合療法，差不多每次都能幫助病患逐漸停止專利藥物的使用，而不復發憂鬱症。

對於感到抑鬱但沒服用專利藥物的人，這種療法在大多數案例中也可能有相同的效果。這怎麼可能？不需要花幾百萬或「幾億兆」、動用數百到數千名研究人員、花數十年時間為大多數人和「公共衛生」的問題（例如憂鬱症），去研發有效的療法？如果我們把焦點放在專利藥物當然是這樣，但如果我們把焦點放在關於身體（在這個情況下是指大腦和神經系統）的生物化學，然後順應自然地去做（「遵循原始藍圖」），做起來或在理解上真的不難。

佛洛伊德與電擊療法

二十世紀前三分之二的大部分時期裡，醫學院的學生（包括本書作者）被教導：稱做憂鬱的心智狀態，是一種源自心理方面的問題。從一九二〇到一九五〇年代，在大部分的醫學院精神病治療學系，西格蒙德・佛洛依德（Sigmund Freud）占有至高無上的地位。所有醫學院的學生都學過佛洛依德的理論：「自我、超自我、本我」、「口腔期、肛門期、性慾期」和「戀母情結」等等。有憂鬱症的人必須聽從心理醫師的指導，他們被引導如何（舉例而言）將目前的憂鬱狀態歸咎於他們「有控制慾」的母親和「疏離的」父親。

對於佛洛依德和心理學家沒有研究到的「多數」憂鬱情況，有時會使用「電休克」療法（電擊療法，又稱電痙攣療法）來治療。憂鬱症並未被證實（直到今天也沒有）是由於大腦中缺乏引起痙攣的高伏特電流造成的，電擊療法並非很有道理或有用的方法，但因為反正沒有更好的方法，所以就用了。

專利藥物

經過第一代「現代」專利抗憂鬱藥物的行銷之後，在極短的時間裡，西格蒙德・佛洛依德對憂鬱症的解釋突然不再那麼受歡迎，電擊療法也黯然失色，退回到它應有的地位——陰暗角落裡。一時間，把憂鬱症形容成一種「生化疾病」蔚為流行。要不然，怎麼有正當理由去使用專利藥物（化學物質）以「矯治」「心理」問題？

單胺氧化酶抑制劑

第一大類專利化學抗憂鬱劑的其中一種，是單胺氧化酶抑制劑。這些化學物質的主要作用是抑制用來為它們命名的酵素，單胺氧化酶。

由於單胺氧化酶會促進單胺神經傳導素（包括多巴胺、正腎上腺素、腎上腺素、酪胺、色胺和5-羥色胺〔或稱血清素〕）的正常分解，因此，抑制單胺氧化酶會導致所有這些神經傳導素的濃度升高。也就是說，只要這些神經傳導素被分解的數量不能和平常一樣多，它們就會在體內累積到一個較高濃度，而且只要有服用單胺氧化酶抑制劑，濃度就會一直維持在那兒。

用單胺氧化酶抑制劑來升高這些神經傳導素的濃度顯然能改善憂鬱，但由於人體中之前從不曾存在這種可註冊專利的化學分子，因此，單胺氧化酶抑制劑所能列出的不良副作用真的是又臭又長。

三環抗憂鬱劑

第二大類專利抗憂鬱化學物質是三環抗憂鬱劑（由於其分子的三環形狀而命名）。

各種三環抗憂鬱劑的機制作用尚不清楚，但是有一本當代主流教科書提到，這些藥物阻斷神經細胞的正腎上腺素（神經傳導素）「回收作用」（與稍後會提到的「選擇性血清素回收抑制劑」的作用類似）。雖然阻斷神經傳導素的回收並不會增加神經傳導素的濃度，卻能使神經傳導素工作得比正常時間更久。

神經傳導素及其循環

絕大部分的神經傳導素是神經細胞（神經元）以胺基酸作為起始物質（前驅物質）所製成。舉例來說，必需胺基酸「苯丙胺酸」與非必需胺基酸「酪胺酸」，經神經元處理而成為多巴胺、腎上腺素和正腎上腺素。必需胺基酸「色胺酸」是胺基酸「5-羥色胺酸」和神經傳導素血清素的前驅物質，非必需胺基酸「酪胺酸」是組織胺（是一種神經傳導素，也是過敏反應的參與者）的前驅物質。「神經傳導素由胺基酸所製成」規則的唯一例外是乙醯膽鹼，它由膽鹼性神經元合成，而膽鹼是一種自然產生的卵磷脂代謝物。

神經傳導素一旦被製造出來，就儲存於製造它們的神經元之中，直到被使用掉。「使用」指釋放到「製造」神經元（或稱「刺激」神經元）和鄰近的「接收」神經元之間的空間——突觸（所有的神經元都是「刺激」或「接收」的，或同時兩者皆是，視情況而定）。神經傳導素被製造它們的「刺激」神經元釋放到突觸中，然後神經傳導素再刺激鄰近的「接收」神經元去採取行動。但神經傳導素並非實際被運送到「接收」神經元裡，而是神經傳導素分子刺激了「接收」神經元的外膜，接著（以自然中多如繁星的循環方式之一）絕大部分神經傳導素會被製造它們的神經元再吸收回去，再次儲存起來留待下次使用。在每一次的過程裡，只有少部分被分泌出來的神經傳導素分子會被「分解」，然後代謝掉。

還記得單胺氧化酶抑制劑的作用嗎？單胺氧化酶在突觸裡「等待」單胺神經傳導素（如同之前提過的一些名稱）的到來，並且把一小部分神經傳導素「分解」成更小的形式，才不會被吸收回製造它們的神經元裡，也不會再繼續刺激「接收」神經元。看起來，即使這種酵素在每次被分泌時只分解一小部分的神經傳導素，但阻斷這一小部分的分解作用，就已足夠產生臨床上的影響。

選擇性血清素回收抑制劑

風靡於一九九〇年代的抗憂鬱專利藥物，焦點集中在「選擇性血清素回收抑制劑」上，典型的產品是百憂解（成分為「氟西汀」）——我們都記得很清楚《華爾街日報》頭版上的一則聲明，它宣稱藥物中有一條「金礦」（真的是用這樣的字眼），利用改變我們體內的血清素濃度而發揮作用。還記得神經傳導素的循環嗎？選擇性血清素回收抑制劑的作用是，選擇性地阻斷血清素（神經傳導素）被吸收回原本製造和分泌它的神經元裡，其所造成的影響是，讓血清素分子留在神經突觸的時間比在自然狀態下還超出許多，而那些留在神經突觸的血清素分子則會繼續刺激「接收」神經元，時間也比正常狀況久。由於血清素大體上來說是一種「振奮情緒」的神經傳導素，因此服用選擇性血清素回收抑制劑的人比較不容易感到抑鬱。遺憾的是，選擇性血清素回收抑制劑的不良副作用卻是又多又嚴重。

另類天然選擇

看起來，單胺氧化酶抑制劑和選擇性血清素回收抑制劑（或許也包含三環憂鬱抑制劑）能發揮抗憂鬱的主要功效的方法，是以人工方式增加在神經元之間的突觸中的神經傳導素分子數量，可能也延長了它們的活性期間。那麼，大自然是怎麼在不利用專利化學分子的狀況下完成相同任務的呢？

很簡單：首先，製造更多的神經傳導素，然後把更多的神經傳導素放到突觸中。假如「製造」神經元製造了更多神經傳導素並且釋放到突觸中，那麼「接收」神經元就會受到更有效的刺激（因為有更多的神經傳導素分子），而且更久（因為要花更長的時間去吸收更多數量的神經傳導素分子），然後憂鬱症狀會得到緩解，或者根本就不會發生！

在遇到憂鬱症患者時，我會建議使用所有八種必需胺基酸的個人化結合療法（有所有其他必需營養素的支援——維生素、礦物質、必需脂肪酸——我們的身體通常可以吸收這「八種必需胺基酸」，然後把它們轉換成身體所需的所有數百種其他胺基酸，以及大部分的神經傳導素）。不過，為了做初步的說明，我們先考量使用單一必需胺基酸，也就是色胺酸和苯丙胺酸。

色胺酸被代謝合成為血清素，即之前提到令「情緒振奮」的神經傳導素。也許有人已經猜想到：服用額外數量的色胺酸，可以讓一個人提高他／她的血清素濃度，然後在某些案例中減輕或解除憂鬱，尤其是受到選擇性血清素回收抑制劑影響的案例。這樣的猜測是正確的：去年（此指2000年）民眾已經可以從市場上購買到色胺酸，有將近一千四百萬人買了價值將近兩億美元的色胺酸膠囊（每瓶大約十五美元，而有些選擇性血清素回收抑制劑每瓶則高達一百美元以上），於是色胺酸的銷售量「成長曲線」以倍數率上升。由於能以「自然方式」提高血清素濃度且沒有副作用，因此色胺酸的購買者重挫了百憂解和其他專利選擇性血清素回收抑制劑的市場。

走筆至此我們要稍停一下，好好思考一位高薪公僕的話：

> ……在立法的競技場中我們要當心（膳食補充劑）目前的狀況……可以有自創一格的產品來與已核可的藥物競爭……為補充劑另外建立有區隔的管制類別，才能破除已核可藥物申請案之申請者所享有的獨家權力。
>
> ——大衛·亞伯拉罕（David Abrams），
>
> 美國食品藥物管理局政策副專員
>
> 《*The Tan Sheet*》十一期，一九九三年七月十九日

很顯然，使用不可註冊專利的胺基酸來（在許多案例中）有效緩解憂鬱，花費不多，而且沒有副作用，根本不符合「美國食品藥物管理局的政策」，必須要有人想想辦法。基於一種難以言喻的巧合，正當情

況不利於選擇性血清素回收抑制劑製造商的利益時，發生了「色胺酸汙染事件」，然後色胺酸就從開放市場上永遠地除名了。

我不敢小覷「色胺酸汙染事件」，該事件造成將近四十人死亡，數百人重病，而且有些人至今尚未復元。不過，雖然問題的原因曾被找出來（在梅約診所實驗室及其他地方），但色胺酸再也不能重返大眾市場（以目前的狀況而言，色胺酸只能持處方箋透過複方藥局以之前三倍的價格購得。由於沒有人因為依處方箋使用色胺酸而死亡或生病，所以或許會有人納悶，為什麼這種必需胺基酸在成為不需處方箋版本時會那麼危險？但這個問題已不只是美國食品藥物管理局副專員亞伯拉罕或其繼任者所適切陳述的話題了）。

再回到神經傳導素上：苯丙胺酸被神經元轉換成正腎上腺素和腎上腺素。有些人發現，服用額外用量的苯丙胺酸能緩解他們的憂鬱，甚至能對他們「賦予活力」。雖然患有遺傳性疾病苯酮尿症的人不能容忍苯丙胺酸，但在我們其他人（超過99%）之中，卻沒有對於苯丙胺酸消化不良的嚴重副作用的報告，而且苯丙胺酸（到目前為止）也沒發生「汙染事件」。

許多人為了這個相同的目的而使用非必需胺基酸酪胺酸：酪胺酸是苯丙胺酸轉換成正腎上腺素和腎上腺素「途徑」上的代謝物。

很顯然，個別的胺基酸，如色胺酸、苯丙胺酸和酪胺酸，可被安全地用來提升神經傳導素濃度和緩解憂鬱，但為什麼我堅持要使用所有八種必需胺基酸的個人化結合療法？簡單地說，那是因為目前科學對大腦生化奇妙的複雜性知道得還不夠多！舉例來說，我們有多少人讀過或聽過使用必需胺基酸「羥丁胺酸」做為憂鬱症療法？根據艾力克・布萊法門博士（Eric Braverman）所說，當他與普林斯頓大腦生物中心的知名學者卡爾・菲佛博士（Carl Pfeiffer）共事時，有人發現，羥丁胺酸對於

18%的憂鬱症患者有所幫助。然而，即使「科學」也不太清楚，哪些必需胺基酸在大腦裡做些什麼（以及怎麼做），大自然卻知道。

那麼，我怎麼能假定自己很清楚的（甚至半信半疑的）確實知道大自然知道如何把工作做好？我怎麼能假定自己確實知道每種胺基酸給每個憂鬱症患者的正確用量？

我不知道。

我每次都會問，而答案視每個人的情況而異。

在事情聽起來變得荒謬之前，我得趕緊承認，所謂的「問」是透過相當傳統的工具來完成：血液檢驗。

我要求將「空腹血清必需胺基酸」測定，列為憂鬱症患者所要做的實驗室評估項目之一。做檢驗的地點在華盛頓州肯特市的Meridian Valley Laboratories（253-859-8700，http://www.meridianvalleylab.com），我是那裡的顧問，或者在喬治亞州諾克羅斯市的MetaMetrix Laboratories（770-446-5483，我非該機構的成員）。檢驗的結果往往揭露，有兩、三種，甚至更多（偶爾八種都有）必需胺酸的濃度都低於正常值。雖然偶爾也會有一、兩種必需胺基酸的濃度高於正常範圍，但不常發生。利用之前測定出來的「最佳」數字做為每種胺基酸的標準（「最佳」數字來自於許多未受壓力人員的檢驗結果），然後透過計算來決定每一胺基酸可能要占多少比例才有助於所有胺酸的「均衡」，而達到對個人的「最佳」結果（另一項「科學」也不太清楚的事情是，胺基酸彼此間的「相對均衡」影響。

我要再次強調，我所參照的是大自然以及在未受壓力影響的個體中的自然發現）。當然，計算的結果會依每個受壓力個體的情況而有所不同，沒有人的血液檢驗結果會和其他人的一模一樣。

其次，對於個體均衡型所有八種必需胺基酸組合的用量，我的建議是從一般的五克／天到最多十五克／天（目前色胺酸必須個別開立處方，並且添加到個人化的組合裡，因為供應個人化胺基酸組合的公司不能合法的直接添加到組合裡。「色胺酸問題」可以找一個複方藥劑師處理，但這種解決方式通常比較貴）。

五到十五克？那不會太多嗎？

「完全蛋白質」的「每日營養素建議攝取量」（recommended daily allowance，非官方的戲謔解釋是recommended deficiency allowance，每日營養素建議缺乏量）範圍是每天五十至六十克，就看是否居住在印度而定（沒開玩笑！）還記得所有八種必需胺基酸的均衡組合就等於「完全蛋白質」嗎？很顯然五到十五克即使在「每日營養素建議攝取量」中也只是很小的一部分，不會讓任何人「過量」，尤其假如有檢驗指出在開始前就有缺乏症的話。在我的經驗裡，每天五克絕對是最小值，每天十到十五克可能更有效，發揮效用的速度也較快。

雖然目前沒有可以直接測定的方法，但有極大的可能，一種或多種胺基酸濃度不足會造成一種或多種神經傳導素的不足，導致各種程度的憂鬱。也極有可能，將低濃度的必需胺基酸正常化，對提升神經傳導

胃酸不足可能如何導致憂鬱？

胃酸不足

↓

降低必需胺基酸的吸收

↓

神經傳導素（血清素、正腎上腺素）缺乏症

↓

憂鬱

素（胺基酸是其前驅物質，記住，膽鹼是乙醯膽素的前驅物質，這是一大例外）的濃度大有助益，然後能消除憂鬱——尤其是（但不限於）能夠「很順利」受到作用於神經傳導素的專利藥物影響的憂鬱症！

這種以「個人化組合式胺基酸」對付憂鬱症的自然療法，到底多有效？雖然我沒有研究補助金來支援詳細統計數據的匯整，但經驗指出，這種療法能幫助50%以上的憂鬱傾向人士，等於抗憂鬱藥物一般所宣稱的數字，甚至更好。能讓我們預料到能成功治療的，就是「空腹血清必需胺基酸」測定。如果沒發生必需胺基酸不足的情況，那麼補充那些胺基酸就不太可能有幫助；必需胺基酸愈是不足，那麼將情況矯正之後就愈可能達到目標。

什麼，不能用聖約翰草？

在媒體的大肆渲染下，許多人在印象裡都認為聖約翰草是治療憂鬱症的主要「另類」療法。儘管聖約翰草往往都有效（這是無庸置疑的），但事實上它應是**最後嘗試的自然療法**。

營養與自然醫學的基本原則是，在轉換到或加入其他自然療法之前，無論是藥草或任何其他形式，**一律優先使用相關的必需營養素**。理由很簡單：由於每一種營養素在我們體內都有數十種目的，如果因為一項我們剛好知道的目的而需要某種必需營養素，那麼因為其他我們可能知道、也可能不知道的目的而需要那個營養素的機率，就接近百分之百。就像我們在為了前列腺問題而添加鋸棕櫚之前，一定要先試過鋅和必需脂肪酸一樣，我們也一定要在轉換到或添加聖約翰草之前，先試過必需胺基酸（及其他必需營養素）。我要澄清一點：**我並不反對使用聖約翰草，反之，我贊同，只要所有的必需營養素都先「上陣過」。**

為什麼會發生必需胺基酸不足的狀況？

如同我們在本書中討論過的，如果你的飲食是均衡的，通常的原因就是消化／吸收不良，而且往往是胃酸過少／不足引起的。

總結

基於前述理由，我深信在絕大部分的案例中，憂鬱是缺乏神經傳導素的結果，而這又往往是由於胃酸不足的關係。在超過50%的案例中，憂鬱是可以治療的，只要提供每個憂鬱症患者所需的（相當）大量必需胺基酸，再加上任何支援性的營養素或代謝產物。最終，這些案例中的憂鬱情況，可以透過彌補消化方面的缺陷來達到矯治的目的。

/ 附・錄・三 /

我們的臉會泛紅嗎？玫瑰痤瘡與胃酸不足

大衛・佛萊納根的問題很明顯，他的整個臉都呈油亮的粉紅色，兩頰邊緣較明顯，鼻子周圍和臉部中央也較紅、較油亮。額頭、兩頰和下巴散布著一些突起的小疹子，而且運氣很差的是，鼻尖上剛好有一個較大的痘痘。

「我從芝加哥來到這裡，」他說：「你可以看得出原因！這些『玫瑰斑』從我二十二或二十三歲時就開始跟著我，如今我已經四十一歲了。我使用四環黴素（tetracycline）的次數多到數不清，當我使用的時候它有效，但過去幾年來它的效力已經愈來愈弱。我問我的皮膚科醫生能不能擦可體松軟膏或乳霜，但她說，如果我為了這樣的慢性皮膚問題而一直使用的話，我的皮膚會變薄。她試過其他的抗生素，但效果根本比不上四環黴素。所以我的臉愈來愈紅，而現在我只在痘痘（他指著他的鼻子）『變得特別嚴重』時才使用四環黴素。」

「像現在嗎？」

「對，不過隨著年紀愈大，嚴重的發作狀況也沒有以前那麼多了。」

「你有其他的健康問題嗎？」

「談不上。」

「任何的胃灼熱、脹氣、消化不良？」

「有，但比起許多同年齡的人，我的次數不算多。況且，在我吃太多的時候才比較容易發生。」

「疲倦呢？」

「我不這麼認為，但當然我的精力已不如年輕時那麼多。」

我還問了其他可能的症狀，他的答案是否定的。在幫他做過體檢之後，我們回到我的診間。

「所以，我該吃哪些維生素？這是我大老遠從芝加哥跑來這裡的原因。我太太說，你的診所全都使用很多的維生素、礦物質和藥草，而那是我還沒嘗試過的方法。如果我需要待個幾天，沒問題，我會住在西雅圖的弟弟家。」

「你頂多只需要個一、兩天，」我回答他說：「你需要做一次胃部檢驗……」

「我的胃？但我的問題是臉上的玫瑰斑。」

「我知道，不過你的臉反映出腸胃道有問題。」

「反映個鬼……如果玫瑰班會『反映出腸胃道』問題，那為什麼以前從來沒有人告訴我？況且，脹氣和胃灼熱這種微不足道的小問題也才剛開始而已，我有玫瑰斑已經好多年了。」

「我不知道為什麼一直沒有人告訴你。」我說：「我有一份一九四八年刊登的文章提到，『每一位皮膚科醫生都知道』玫瑰斑案例中的胃功能失常問題，尤其是胃酸不足或沒有胃酸。」

「沒有胃酸？那跟我的臉有什麼關係？」

「四環黴素跟你的臉又有什麼關係？」

「我猜，它殺死細菌。」

「哪裡的細菌？」

「在這些痘痘裡。」

「那在這些痘痘之間，或者沒有痘痘時發紅的皮膚呢？皮膚泛紅的狀況不會消失，對吧？」

「我想，並不會完全消失。所以，細菌在哪裡？」

「雖然不能十分肯定，但是我可以猜測。當你吞下四環黴素時，它會跑到哪裡去？」

「我的胃裡……」

「然後再跑到腸子裡。整個身體裡最大的細菌貯藏室就是腸子，尤其是結腸。如果我們的胃不能製造強力的胃酸，整個腸道和結腸的pH值——酸鹼平衡——就會轉為較鹼性。當這種事發生時，『不友善』的細菌就很可能滋生。」

「也許那就是四環黴素為什麼能發揮功效的原因，至少有一部分吧？」

「那只是我的猜測。有可能那也是隨著每餐服用幾顆鹽酸和胃蛋白酶膠囊，能跟四環黴素一樣，甚至更有助於控制玫瑰斑的原因。」

「是因為鹽酸能將pH值（酸性）變回正常狀態，而『不友善』的細菌就無法生長的關係嗎？」

「完全正確。當我們使用嗜酸乳桿菌——喜歡『正常』酸度的細菌——時，甚至可以得到更好的效果。」

「那肯定是不同的方法。」

「幾乎屢試不爽。還有，當胃功能不良而無法吸收維生素B_{12}，或者當腸道裡的『細菌過度滋生』時，我們會添加維生素B_{12}注射劑。而且只要我們有注射維生素B_{12}，也會添加其他的維生素B，尤其是維生素B_2。」

就像大多數的玫瑰痤瘡患者一樣，佛萊納根先生的胃功能很差。經過兩年隨餐服用鹽酸—胃蛋白酶膠囊的替代療法，以及服用嗜酸乳桿菌、維生素B_{12}與維生素B複合注射療法，他又從芝加哥飛來再度拜訪他的弟弟，然後順道讓我們看看他的皮膚「二十年來第一次」差不多恢復正常了。

健康
Smile 86

健康Smile 86

健康Smile 86

健康Smile 86